国家卫生健康委员会"十四五"规划教材

全国中等卫生职业教育教材

第2版

供眼视光与配镜专业用

眼视光基础

主　编　肖古月　丰新胜

副主编　李　波

编　者　肖古月（永州职业技术学院）

罗元元（永州职业技术学院）

李　波（安徽省淮南卫生学校）

张兴兵（安徽省淮南卫生学校）

武雪娟（南京中医药大学）

丰新胜（山东医学高等专科学校）

邓振媛（天津万里路视光职业培训学校）

秘　书　罗元元（永州职业技术学院）

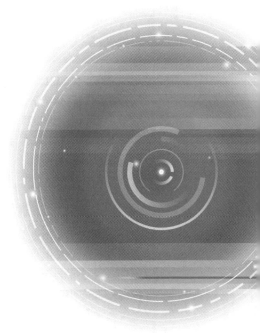

人民卫生出版社

·北　京·

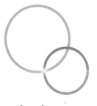

图书在版编目（CIP）数据

眼视光基础 / 肖古月，丰新胜主编 . —2 版 . —北京：人民卫生出版社，2022.7（2025.5 重印）

ISBN 978-7-117-33132-6

I. ①眼… II. ①肖… ②丰… III. ①屈光学 – 中等专业学校 – 教材 IV. ①R778

中国版本图书馆 CIP 数据核字（2022）第 085067 号

人卫智网	www.ipmph.com	医学教育、学术、考试、健康，购书智慧智能综合服务平台
人卫官网	www.pmph.com	人卫官方资讯发布平台

眼视光基础
Yanshiguang Jichu
第 2 版

主　　编：肖古月　丰新胜
出版发行：人民卫生出版社（中继线 010-59780011）
地　　址：北京市朝阳区潘家园南里 19 号
邮　　编：100021
E - mail: pmph @ pmph.com
购书热线：010-59787592　010-59787584　010-65264830
印　　刷：天津画中画印刷有限公司
经　　销：新华书店
开　　本：850 × 1168　1/16　印张：11
字　　数：234 千字
版　　次：2016 年 1 月第 1 版　　2022 年 7 月第 2 版
印　　次：2025 年 5 月第 4 次印刷
标准书号：ISBN 978-7-117-33132-6
定　　价：38.00 元

打击盗版举报电话：010-59787491　E-mail: WQ @ pmph.com
质量问题联系电话：010-59787234　E-mail: zhiliang @ pmph.com
数字融合服务电话：4001118166　　E-mail: zengzhi @ pmph.com

出 版 说 明

为全面贯彻党的十九大和十九届历次全会精神，依据中共中央办公厅、国务院办公厅《关于推动现代职业教育高质量发展的意见》要求，更好地服务于现代卫生职业教育高质量发展的需求，适应党和国家对眼视光与配镜技术职业人才的需求，贯彻《"党的领导"相关内容进大中小学课程教材指南》文件精神，全面贯彻习近平总书记关于学生近视问题的重要指示批示精神，全面落实《儿童青少年学习用品近视防控卫生要求》（GB 40070—2021）国家标准要求，人民卫生出版社在教育部、国家卫生健康委员会的指导和支持下，启动全国中等职业学校眼视光与配镜专业第三轮规划教材修订工作。

本轮教材全面按照新国家标准《儿童青少年学习用品近视防控卫生要求》（GB 40070—2021）进行排版和印刷：正文排版用字从上版的 5 号宋体字调整为小 4 号宋体字，行间距从 2.0mm 调整为 3.0mm；内文纸张采用定量 $70.0g/m^2$ 的胶版纸；其他指标如纸张亮度、印刷实地密度值、套印误差均达到新国标要求，更利于学生健康用眼、健康学习。

本轮眼视光与配镜技术专业规划教材修订工作于 2021 年底启动。全套教材品种、各教材章节保持不变。人民卫生出版社依照最新学术出版规范，对部分科技名词、表格形式、参考文献著录格式进行了修正；对个别内容进行调整，加强了课程思政内容，以更好地引导学生形成正确的人生观、价值观和世界观；根据主编调研意见进行了其他修改完善。

本次修订时间较短，限于水平，还存在疏漏之处，恳请广大读者多提宝贵意见。

人民卫生出版社

眼视光与配镜专业第二轮规划教材
编写说明

为全面贯彻党的十八大和十八届三中、四中、五中全会精神，依据《国务院关于加快发展现代职业教育的决定》要求，更好地服务于现代卫生职业教育快速发展的需求，适应卫生事业改革发展和对眼视光与配镜技术职业人才的需求，贯彻《医药卫生中长期人才发展规划(2011—2020年)》《现代职业教育体系建设规划(2014—2020年)》文件精神，人民卫生出版社在教育部、国家卫生和计划生育委员会(简称"卫计委")的指导和领导下，按照教育部颁布的《全国中等职业学校眼视光与配镜专业教学标准》(简称"《标准》")，在全国验光与配镜职业教育教学指导委员会(简称"行指委")直接指导下，经过广泛的调研论证，成立了全国中等职业学校眼视光与配镜专业教材建设评审委员会，启动了全国中等职业学校眼视光与配镜专业第二轮规划教材修订工作。

为了全方位启动本教材的建设工作，经过了一年多调研，在卫计委和验光与配镜行指委的领导下，于2015年4月正式启动了本轮教材的编写工作。本轮教材的编写得到了广大眼视光中职院校的支持，涵盖了14个省、自治区、直辖市，28所院校及企业，共约60位专家、教师参与编写，充分体现了教材覆盖范围的广泛性，以及校企结合、工学结合的理念。

本轮眼视光与配镜技术专业规划教材与《标准》课程结构对应，含专业核心课和专业选修课。专业核心课教材共6种，将《标准》中的验光实训和定配实训内容分别并入《验光技术》和《定配技术》教材中；考虑到眼视光与配镜技术专业各中职院校教学情况的差别，以及各选修课的学时数量，经过评审委员会讨论后达成一致意见，增加2门专业选修课教材《眼病概要》和《人际沟通技巧》，其中《眼病概要》含全身疾病的眼部表现内容。

本套教材力求以学生为中心，以学生未来工作中会面临的任务和需要的能力为导向，适应岗位需求、服务于实践，尽可能贴近实际工作流程进行编写，并以"情境"和"任务"作为标题级别，代替传统的"章"和"节"。同时，在每一"情境"中设置"情境描述""知识准备""案例"等模块，将中高职衔接的相关内容列入"知识拓展"中，以达到"做中学"、学以致用的目的。同时为方便学生复习考试，增加"考点提示"，提高学生的考试复习效率和考试能力。

本系列教材《验光技术》《定配技术》《眼镜门店营销实务》《眼视光基础》《眼镜质检与调校技术》《接触镜验配技术》6 本核心教材和《眼病概要》《人际沟通技巧》2 本选修教材将于 2016 年全部出版。

2015 年 10 月

第1版前言

随着我国经济和社会事业的飞速发展，人们生活水平不断提高，对眼的医疗和保健重视程度也在不断增加。对验光配镜的要求从"看得见"的较低要求发展到"看得清晰、舒适、持久"的较高水准，眼镜也从仅限于校正眼屈光不正的光学工具，发展为具有护眼、防炫目、提高视功能等作用的医疗保健工具。近年来，眼视光与配镜专业的中等职业教育也呈现出蓬勃发展的趋势。为顺应眼视光与配镜专业人才培养的需求，积极推进中职教学改革，人民卫生出版社组织全国有关专家、教授及一线从业人员编写了此套全国中等职业教育规划教材。

《眼视光基础》在眼视光与配镜专业的教学中是一门重要的专业核心课。本教材结合眼视光学的特点，内容囊括了与眼视光与配镜专业相关的眼应用光学基础、眼镜光学基础、眼的解剖及生理、眼科检查、正视和屈光不正、老视、镜片、屈光不正和老视眼的矫正等基础知识，理论以"必需、够用"为度，适应行业要求为准，注重实用，阐述由浅入深，详略恰当。与职业资格考试相关部分在书中均有"考点提示"框，与国家职业资格标准衔接，具有鲜明的职业教育特色。全书图文并茂，书中名词术语采用全国科学技术名词审定委员会审定的名词，并在重要处附原文称谓，俾便参考。

本书共分八章，由永州职业技术学院肖古月副教授和山东医学高等专科学校丰新胜副教授主编，其中山东医学高等专科学校丰新胜副教授编写第一章；安徽省淮南卫生学校李波副教授编写第三章、第四章，张兴兵老师编写第五章；永州职业技术学院罗元元老师编写第六章、第八章；天津万里路视光职业培训学校邓振媛老师编写第二章；南京中医药大学武雪娟老师编写第七章。

在教材编写中，编写秘书罗元元老师在文字打印、插图绘制修正及全书编集安排方面做了大量工作，付出了巨大努力，在此谨致谢忱！

本书编写过程中，疏漏在所难免，恳请广大师生不吝赐教，幸甚！感甚！

肖古月　谨识

2015 年 9 月

目　录

第一章
眼应用光学基础

学习目标

1. 掌握单球面成像和理想光学系统成像规律,光的干涉、衍射和偏振的概念。
2. 熟悉光的本质、光度学基础、几何光学的基本概念和定律。
3. 了解色度学基础,光的散射和眩光。

光对人类非常重要,我们能够看到外部世界丰富多彩的景象都是因为眼接收到了光。据统计,人接收的信息 90% 以上来自眼的观察。人类很早就开始了对光的观察研究。早在 2 400 多年前,我国的墨翟及其弟子们所著的《墨经》一书就记载了光的直线传播、影的形成、光的反射等现象,这可以说是世界上最早的光学著作。

眼的成像、屈光不正的矫正以及眼镜技术都是建立在光学的理论基础上,因此要想学好视光学,首先要把基础打好,掌握相关光学基础理论才能更好地理解眼镜的相关技术。按研究目的的不同,光学知识可以粗略地分为两大类,即几何光学和波动光学。几何光学利用光线的概念研究光的传播规律,但不研究光的本质属性,可用几何作图的方法来处理光的反射、折射及成像的问题;波动光学以波动理论研究光的传播及光与物质的相互作用。

第一节 几 何 光 学

几何光学是光学中最早发展起来的一门系统、周密而又严谨的独立学科。它撇开光的波动性,不考虑光与物质的相互作用,仅以光线的概念为基础,研究光在透明介质中的传播规律和现象。

一、几何光学的基本概念和定律

由于几何光学不考虑光的波动性,因此我们首先明确几何光学中的概念和传播性质,才能进一步研究传播规律。

（一）基本概念

1. 发光体 在几何光学中，一切自身发光物体或被照明而发光的物体均可视为发光体，如太阳、灯、萤火虫等。当发光体的大小与辐射光能的作用距离相比可忽略时，则此发光体可认为是发光点或点光源。例如在地球上观察恒星可以认为其是点光源。

我们能够看到发光体，是因为它发出的光射入眼，使人眼产生视觉反应。任何成像物体（发光体）均由无数个发光点组成。在研究光的传播和物体的成像问题时，常用物体上某些特定的发光点进行讨论。

2. 光线 在初中已经学过，在同一均匀介质中光是沿直线传播的。因此几何光学是以光线概念为基础，这种光线是无直径、无体积、有一定方向的几何线，用来表示光的传播方向。几何光学认为，发光点发光就是由发光点向四周空间发射无数条光线，光能沿着光线的方向传播。

3. 光束 光束是有一定关系的无数光线的集合。根据光线之间的关系可将光束分为同心光束和非同心光束两大类。同心光束表示光线或光线的反向延长线能够交于同一点上，如发散光束、会聚光束和平行光束；非同心光束表示光线不能交于同一点上，如像散光束。

发散光束指由一发光点发出的一束光束；会聚光束指所有光线都会聚于一点的光束；平行光束指发光点或会聚点位于无穷远处，所有光线都互相平行，属于同心光束（图1-1-1）。

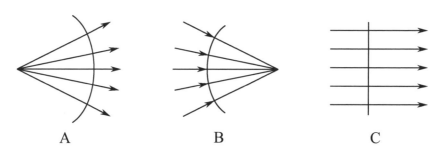

图 1-1-1 同心光束示意图

A. 发散光束；B. 会聚光束；C. 平行光束

像散光束的特点是光束会聚后既不相交于一点，又不互相平行，而是产生前后两条相互垂直且不相交的焦线（图1-1-2）。

4. 光速 在日常接触到的距离内，光从光源到达我们的眼所用的时间很短，凭感觉根本无法察觉出来。在历史上很长一段时间，人们认为光的传播不需要时间。直到17世纪才发现光是以有限速度传播的，光在真空中的传播速度约为30万千米每秒，即 $c=3.00 \times 10^8 \text{m/s}$。

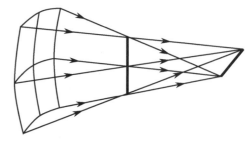

图 1-1-2 像散光束示意图

5. 折射率 光在真空中的光速 c 和其在相应介质中的光速 v 之比,称为该介质的折射率 n,计算见式(1-1-1):

$$n=\frac{c}{v}$$ (1-1-1)

光学介质折射率的大小与介质本身的光学性质和光的波长有关,它表示了介质折光能力的强弱。折射率高的介质折光能力强,但光速慢,称为光密介质;折射率低的介质折光能力弱,但光速快,称为光疏介质。几种常见介质的折射率见表1-1-1。

表1-1-1 几种常见介质的折射率

介质	折射率	介质	折射率
金刚石	2.42	角膜	1.376
玻璃	1.5~1.9	晶状体	1.424
水晶	1.55	玻璃体	1.336
酒精	1.36	房水	1.336
水	1.33	空气	1.000 28

例题 已知光在水中的速度是 $\frac{3}{4}c$,在玻璃中的速度是 $\frac{2}{3}c$,求水和玻璃的折射率,水和玻璃相比较谁是光密介质?

解:根据 $n=c/v$,可得水的折射率

$$n_1=\frac{c}{v_1}=\frac{c}{\frac{3}{4}c}=\frac{4}{3}$$

同理可得玻璃的折射率

$$n_2=\frac{c}{v_2}=\frac{c}{\frac{2}{3}c}=\frac{3}{2}$$

由于玻璃的折射率大于水的折射率,所以水和玻璃相比较,玻璃是光密介质。

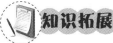 **知识拓展**

市面上常见的眼镜镜片按材质分大体有玻璃片、树脂片、PC片三种。通常镜片上标的"1.49""1.56""1.61""1.67""1.74""1.8""1.9"指的是镜片的折射率,而折射率越高,相同光度的镜片越薄。

高折射率1.8镜片、1.9镜片是高度近视患者的良好选择。由于高折玻璃镜片国内生产厂家较少,镜片需要按照消费者的度数进行定制,因此价格不菲。

（二）几何光学的基本定律

在自然界中,光的传播现象按几何光学理论可以归纳为以下四个定律,它们是光学系统成像原理的基础。

1. **光的直线传播定律** 在各向同性的均匀介质中,光是沿着直线传播的。这一定律可以解释很多自然现象,例如影子的形成、日食、月食等现象。

 知识拓展

人眼在观察物体时,是根据射入眼睛那部分光线的方向和光沿直线传播的经验,来判断物体的位置。人眼在观察镜子中的光源时(图1-1-3),观察者感受到的光源在镜子前还是后?

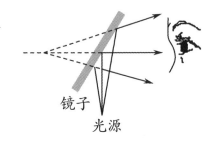

图 1-1-3 镜子中的光源示意图

需注意的是,此定律只在一定条件下成立。若光在传播途中遇到直径或间隔距离接近光波波长的小孔或狭缝时,则根据波动光学原理发生衍射现象而偏离直线;若光在不均匀介质中传播,则光的轨迹将是任意曲线,即光线将发生弯曲。

2. **光的独立传播定律** 来自不同方向的光线在传播途中相遇时,彼此互不影响,各自独立地传播;在相交处,其相互作用是简单地叠加。例如,几个探照灯光束相交时,互不影响,各光束仍按原来的方向传播。

需注意的是,光的独立传播定律仅对不同光源发出的光(即非相干光)适用。如果由同一光源发出,而后又被分成两束光,经过不同的途径相交于某点,当这两束光满足一定的相干条件时,就会发生干涉现象,则光的独立传播定律就不适用。

3. **光的反射定律** 当光线投射于两种均匀透明介质的光滑分界面时,其中一部分光线经分界面反射回到原来的介质,被称为反射光线;另一部分光线则通过分界面射入第二种介质,且发生偏折,改变原来的传播方向,被称为折射光线(图1-1-4)。

过光线入射点与分界面垂直的直线被称为法线。入射光线、反射光线、折射光线与法线之间形成的夹角分别称为入射角、反射角和折射角。其符号规定为由光线按锐角方向转向法线,顺时针为正,逆时针为负。

光在反射时遵循反射定律:入射光线、反射光线和法线三者位于同一个平面,入射角(i)和反射角(i'')二者绝对值相等且符号相反,即入射光线和反射光线分别位于法线的两侧,见式(1-1-2)。

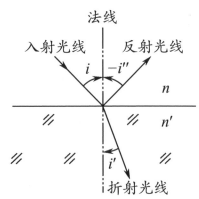

图 1-1-4 光的反射和折射定律示意图

$$i=-i''$$ (1-1-2)

4. 光的折射定律

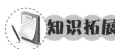知识拓展

水底鱼的位置

人们站在河边看水里的鱼,由于折射现象,我们观察到的鱼实际上是折射光线的反向延长线的交点(即鱼的像),而鱼的实际位置应该在我们观察到的像的下方(图1-1-5)。

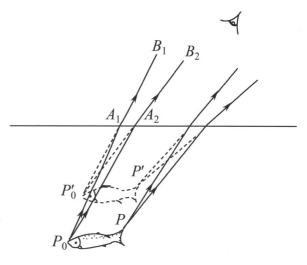

图 1-1-5　水底鱼的位置示意图

通过实践可以发现,当光从一种介质斜射向另外一种介质时,折射光线发生了偏折现象,而光的折射有什么规律呢? 荷兰科学家斯涅耳通过大量的实验,于1621年首先发现了光的折射现象遵循的规律——折射定律,其内容如下:

入射光线、折射光线和法线三者位于同一平面内,折射光线和入射光线分居法线的两侧;入射角(i)和折射角(i')的正弦之比为一个常数,即为两种介质的折射率(n与n')之比:

$$\frac{\sin i}{\sin i'} = \frac{n'}{n}$$ (1-1-3)

根据以上四个基本定律,可以进一步推导出两个原理,即光路可逆原理和全反射原理。

当一条光线沿着一定的路线,从空间的 A 点传播到 B 点(图1-1-6)。如果我们在 B 点,按照与 B 点出射光线相反的方向投射一条光线,则此反向光线必沿同一条路线通过 A 点,光线传播的这种性质称为光路可逆原理。

光路可逆原理,不论光在均匀介质中的直线传播,还是在两种均匀介质分界面上的反射和折射,都同样成立。这一原理可进一步推广为:对于光线经过一个复杂的光学系统,不论经过何种介质,经过多少次反射和折射,都同样成立,也就是说,任意一条光路都是可逆的。

全反射原理表示入射光线由光密介质(折射率为 n)射向光疏介质(折射率为 n'),当入射角大于临界角时,折射光线不再存在,入射光线全部反射回原介质中(图1-1-7)。临

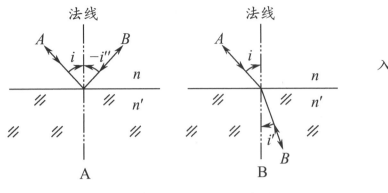

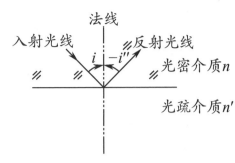

图 1-1-6　光路可逆原理示意图

图 1-1-7　全反射原理

A.反射光线的可逆性;B.折射光线的可逆性

界角指折射角等于90°时对应的入射角,即:

$$i_m=\arcsin\left(\frac{n'}{n}\right) \tag{1-1-4}$$

全反射现象在自然界中经常见到,例如玻璃或水中的气泡看起来明亮耀眼;夏季从远处看柏油马路表面格外光滑;露珠在阳光照射下显得更加明亮;人们常常提到的"海市蜃楼"等都与全反射有关。

 知识拓展

海 市 蜃 楼

夏天,海面上层空气温度高、密度小、折射率也小,下层空气温度低、密度大、折射率也大;海面上方可看成是由多层不同折射率的气体组成。远处的景物如山、阁楼、街道、行人等受日光照射后反射出的光射向空中,不断被折射,越来越远离法线,进入上层空气的入射角不断增大,最终产生全反射,光线返回地面射入人眼,在海面上空形成景物的正立虚像(图1-1-8),这种幻景比实际景物高,称为上现蜃楼。

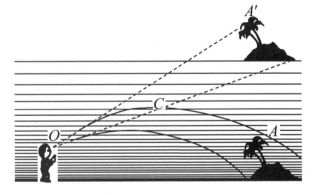

图 1-1-8　海市蜃楼形成原理示意图

(三) 成像概念

凡是被成像的物体,其表面均可认为是由无数个发光点组成的。在均匀介质中,每个发光点均发射出一束同心光束。经过光学系统的一系列折射和反射后,变换为新的同心光束,最终形成物体的像,被人眼或其他接收器接收。

入射同心光束的中心成为物点 A,而出射同心光束的中心 A' 称为像点。A 和 A' 之间的这种物像——对应关系称为共轭关系。A 和 A' 之间的沿轴距离称为共轭距(图 1-1-9)。

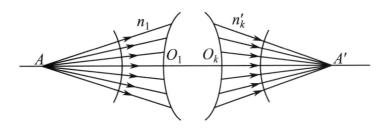

图 1-1-9 理想成像系统示意图

在图 1-1-9 中入射为同心光束,出射系统后仍为一同心光束,该成像称为完善成像。如平面反射镜成像属于完善成像;若同心光束入射,得到的是非同心光束(如像散光束),则称为不完善成像。如透镜成像得到的均为弥散光斑。

由实际光线会聚的点称为实物点或实像点,由这样的点构成的物或像称为实物或实像;由实际光线的延长线或反向延长线相交所形成的点称为虚物点或虚像点,由这样的点构成的物或像称为虚物或虚像。实像和虚像都可见,但虚像不能利用屏幕接收(图 1-1-10)。

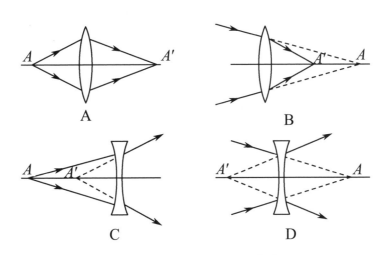

图 1-1-10 四种物像关系

A. 实物成实像;B. 虚物成实像;C. 实物成虚像;D. 虚物成虚像

二、单球面成像

当光线由一种介质进入另一种介质,且两种介质的分界面是球面的一部分时,所产生的折射现象称单球面折射。

(一) 基本概念

如图 1-1-11 所示,从位于光轴上的任一物点 A 发出的入射光线,将遵循几何光学基本定律传播。如图由 A 点引发两条光线 AO 和 AE,根据折射定律得到出射光线为 OA' 和 EA',此 A' 即为物点 A 的像。主要参数包括:

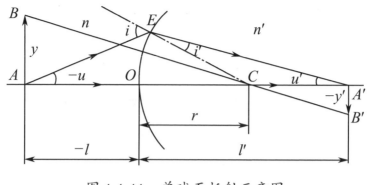

图 1-1-11 单球面折射示意图

1. 主要概念

曲率半径:球面弧的半径,用 r 表示;

曲率:球面的弯曲程度,曲率半径越小,曲率越大,用 R 表示(曲率与曲率半径互为倒数关系,即 $R = \dfrac{1}{r}$);

光轴:曲率中心 C 和折射面顶点 O 所在直线;

物距:折射面顶点 O 到轴上物点 A 的距离 OA,用 l 表示;

物方孔径角:入射光线 AE 与光轴的夹角 $\angle EAO$,用 u 表示;

像距:折射面顶点 O 到轴上像点 A' 的距离 OA',用 l' 表示;

像方孔径角:出射光线 EA' 与光轴的夹角 $\angle EA'O$,用 u' 表示。

通常对于像方空间的量值,均用与物方相应值相同的字母并在右上方加撇来表示。

2. 符号规定 为确切描述光线的实际方向以及折射球面的凹凸性,人们将各参量的符号规定如下:

线段:和数学中采用的坐标方向一样,规定由左向右(与光线传播方向相同)为正,由下向上为正;反之则为负。需注意的是各线段参量的计算起点和符号不同,具体规定如下:

沿轴线段(物距、像距、曲率半径)以折射面顶点为原点,如果由原点到光线与光轴的交点或球心的方向与光线传播方向相同(由左向右),其值为正,反之为负。

垂轴线段(物高、像高)以光轴为界,向上为正,反之为负。

角度:一律以锐角来度量,规定顺时针方向为正,逆时针方向为负。各角度参量的起始轴和符号判断也不相同,具体情况如下:

孔径角以光轴为起始轴,沿锐角方向转向光线,顺时针为正,反之为负。

入射角和折射角以光线为起始轴转向法线,顺时针为正,反之为负。

值得注意的是,一般光路图中所有的几何量均为绝对值标注,因此符号为负的线段和角度必须在几何量的字母前加负号。而且利用公式计算的时候首先要明确参量的符号,否则不能得到正确的结果。

(二) 单球面成像的物像关系

1. **实际成像** 在单球面成像过程中,根据给定的结构参数(折射率 n、曲率半径 r)和已知的入射光线的参量求出射光线的参量的过程称为光学追迹。根据光学追迹发现在物距 l 为定值时,像距 l' 是随着物方孔径角 μ 的变化而变化。从一定位置的轴上物点 A 发出的同心光束,随着物方孔径角的增大,得到的像距则在减小(图 1-1-12)。也就是说,其出射光线不能与光轴相交于同一点,整个光束失去了同心性,因此对于单球面折射成像是不完善成像。

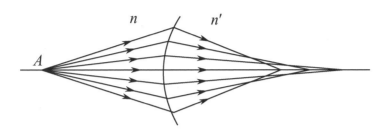

图 1-1-12 单球面成像的不完善性

2. **理想成像(近轴成像)** 当物方孔径角 μ 很小时,此时光线很靠近光轴,称为近轴光线,所在的区域称为近轴区。在近轴区内其像的位置只随着物距 l 的变化而变化,而与物方孔径角 μ 无关,即在近轴区内成像为完善的。物像之间具有共轭关系,通常把近轴光线所成的像称为理想像点(或高斯像点),通过理想像点且垂直于光轴的像面称为理想像面。在近轴区内,物像共轭的常用位置关系式为:

$$\frac{n'}{l'} - \frac{n}{l} = \frac{n'-n}{r} \tag{1-1-5}$$

n':折射面后方的介质折射率;

n:折射面前方的介质折射率;

r:折射面的曲率半径(以米为单位);

l:物距;

l':像距。

式(1-1-5)称为单球面成像的高斯公式。式中 n'、n、r 属于折射球面的结构参数,在结构参数已知的情况下,像距仅与物距有关。需注意高斯公式的成立条件为近轴区成像。

例题 如图 1-1-13 所示,有一折射率为 1.54 的玻璃棒,一端曲率半径为 30mm 的抛光凸球面,另一端为磨砂的平面。试问该棒长为多少时,正好使无限远处物体经球面后清晰地成像在磨砂平面上。

解:由题意可知 $n=1$,$n'=1.54$,$r=30$mm,$l=\infty$.

根据 $\dfrac{n'}{l'} - \dfrac{n}{l} = \dfrac{n'-n}{r}$ 得:

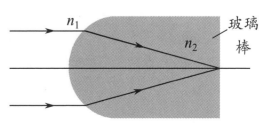

图 1-1-13 上述例题示意图

$$\frac{1.54}{l'} - \frac{1}{\infty} = \frac{1.54-1}{30}$$

解得 $l'=85.6\,(\text{mm})$

因为像距为正值,所以是实像点,在凸球面后85.6mm处。即该棒长为85.6mm时,正好使无限远处物体经球面后清晰地成像在磨砂平面上。

3. 焦点、焦距和屈光力

第一焦点:当点光源位于第一焦点 F 时,如果它发出的光束经折射后以平行光束出射(即成像于无穷远处),又称物方焦点;

第一焦距:顶点 O 到第一焦点 F 的距离,又称物方焦距,以 f 表示。根据单球面成像公式得:

$$f=-\frac{nr}{n'-n} \tag{1-1-6}$$

第二焦点:平行于主轴的入射光束(即物处于无穷远处),经折射后会聚于主轴上的点 F',又称像方焦点;

第二焦距:顶点 O 到第二焦点 F' 的距离,又称像方焦距,以 f' 表示。根据单球面成像公式(1-1-7)得:

$$f'=\frac{n'r}{n'-n} \tag{1-1-7}$$

若 f' 为正时,像方焦点为实焦点,折射面对光线起会聚作用;若 f' 为负时,像方焦点为虚焦点,折射面对光线起发散作用。

式(1-1-5)的右端仅与介质的折射率及球面曲率半径有关,因而对于给定的介质及给定的表面来说是一个不变量,它表征球面的光学特征,称之为该球面的屈光力(光焦度、焦度),以 F 表示:

$$F=\frac{n'-n}{r}=\frac{n'}{f'}=-\frac{n}{f} \tag{1-1-8}$$

当 r 以米为单位时,F 的单位称为屈光度,用 D 表示,1 个屈光度等于 100 度。

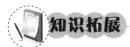 知识拓展

眼的屈光力

眼的屈光系统包括角膜、房水、晶体和玻璃体。按照 Gullstrand 测定,角膜前面曲率半径7.7mm,角膜的折射率为1.376。根据式(1-1-8)得,角膜前面屈光力约为48.83D,而眼球总屈光力约为58.64D。由此可见,眼球的屈光力主要决定于角膜前表面的折射力。

三、共轴球面系统

球心在一条直线上的几个折射球面组成的系统叫做共轴球面系统,简称共轴系统。球心所在的直线称为共轴系统的主轴。

在共轴系统中可采用光线追迹法(或称逐次成像法)求物体的像,即先求出物经第一折射面所成的像 S_1',再把 S_1' 作为第二折射面的物,求它经第二折射面后所成的像 S_2',依次类推,直到求出最后的像为止。

例题 如图 1-1-14 所示,一玻璃球($n=1.5$)其半径为 10cm,一点光源放在球前 40cm 处,求近轴光线通过玻璃球后所成的像。

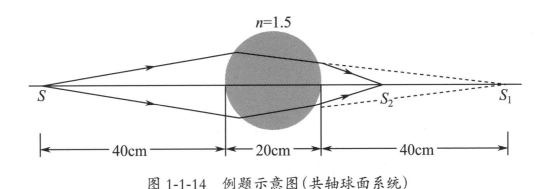

图 1-1-14 例题示意图(共轴球面系统)

解:对第一个折射球面而言。给定的光组结构参数包括 $n_1=1$,$n_1'=1.5$,$l=0.4\mathrm{m}$,$r_1=0.1\mathrm{m}$,将数据代入 $\dfrac{n'}{l'}-\dfrac{n}{l}=\dfrac{n'-n}{r}$ 得:

$$\frac{1.5}{l_1'}-\frac{1}{-0.4}=\frac{1.5-1}{0.1}$$

解得
$$l_1'=0.6\,(\mathrm{m})$$

对第二个折射球面来说,给定的光组结构参数包括 $n_2'=1$,$r_1=-0.1\mathrm{m}$,$d_1=0.2\mathrm{m}$。根据两折射面关系得:

$$n_2=n_1'=1.5,\quad l_2=l_1'-d_1=0.6-0.2=0.4\mathrm{m}$$

将数据代入 $\dfrac{n'}{l'}-\dfrac{n}{l}=\dfrac{n'-n}{r}$ 得:

$$\frac{1}{l_2'}-\frac{1.5}{0.4}=\frac{1-1.5}{-0.1}$$

解得
$$l_2'=0.114\,(\mathrm{m})=11.4\mathrm{cm}$$

即像在玻璃球后 11.4cm 处。

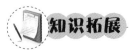

Gullstrand 模型眼

为进行眼球光学系统的理论研究,曾有多种模型眼问世。其中 Gullstrand 模型眼较为精密,有六个折射面组成的共轴球面系统,包括角膜前、后面,晶状体皮质前、后面和晶状体核前、后面(图 1-1-15)。具体参数如表 1-1-2 所示。

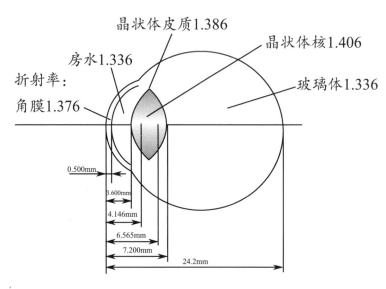

图 1-1-15　Gullstrand 模型眼

表 1-1-2　Gullstrand 模型眼调节放松状态下参数

		折射率	曲率半径 /mm	屈光力 /D
角膜	角膜前面	1.376	7.7	48.83
	角膜后面		6.8	−5.88
房水、玻璃体		1.336		
晶状体皮质	晶状体皮质前面	1.386	10.0	5.0
	晶状体皮质后面		−6.0	8.33
晶状体核质	晶状体核前面	1.406	7.911	5.985
	晶状体核后面		−5.76	

四、理想光学系统

在前面介绍的单球面成像中,只有在近轴区才能完善成像,由于成像范围和光束宽度均很小,因而没有实用意义。假如存在这样一个光学系统,对于任意大范围的物体在任意宽的光束成像都是完善的,这样的光学系统就称为理想光学系统,又称高斯光学系统。

实际上除了平面反射镜,其他任何实际光学系统都不能绝对完善成像,而研究理想光学系统的意义在于与实际光学追迹进行比较,可以评估实际光学系统的成像质量。

(一) 理想光学系统的基点和基面

1. 焦点与焦面

(1) 像方焦点:当平行于光轴的近轴光线通过透镜后,出射光线相交于光轴上的点,用 F' 表示(图 1-1-16A)。

(2) 像方焦面:过像方焦点 F',且垂直于光轴的平面。

(3) 物方焦点:通过光轴上物方焦点的入射光线经过透镜后,其出射光线平行于光轴,用 F 表示(图 1-1-16B)。

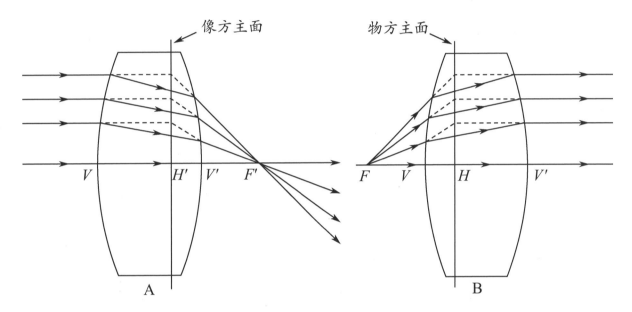

图 1-1-16 理想光学系统的焦点和主点

A. 像方焦点和像方主点;B. 物方焦点和物方主点

(4) 物方焦面:过物方焦点 F,且垂直于光轴的平面。

2. 主点与主面

(1) 物方主面:通过物方焦点的入射光线与平行于光轴的出射光线相交的点所构成的平面。

(2) 物方主点:物方主面与光轴的交点,用 H 表示(见图 1-1-16)。

(3) 像方主面:平行于光轴的入射光线与通过像方焦点的出射光线相交的点所构成的平面。

(4) 像方主点:像方主面与光轴的交点,用 H' 表示(见图 1-1-16)。

3. 节点与节面

物方节点:当一条与光轴有一定角度的入射光线恰好与其出射光线相互平行时,入射光线(或延长线)与光轴的交点,用 N 表示。

物方节面:过物方节点 N,且垂直于光轴的平面。

像方节点:经过物方节点的入射光线其出射光线(或延长线)与光轴的交点,用 N' 表示(图1-1-17)。

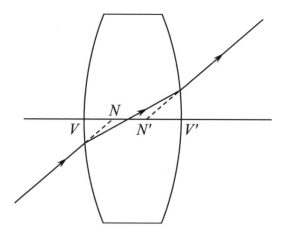

图 1-1-17　理想光学系统的节点

像方节面:过像方节点 N',且垂直于光轴的平面。

以上 3 对 6 个点称为基点,对应的面称为基面。这些基点和基面是测量物距、像距和焦距等参数的参考点(或基准点)。

(二) 理想光学系统的基本参数

物距:物方主点 H 到轴上物点 A 的距离 HA,用 l 表示;

像距:像方主点 H' 到轴上像点 A' 的距离 OA',用 l' 表示;

第一焦距:物方主点 H 到物方焦点 F 的距离,用 f 表示;

第二焦距:像方主点 H' 到第二焦点 F' 的距离,又称像方焦距,以 f' 表示。

屈光力:在空气中,焦距的倒数称为光学系统的屈光力,又称为焦度或镜度,用 F 表示。单位用屈光度。1 屈光度表示在空气中焦距为 1 米的屈光力。1 个屈光度等于 100 度。

横向放大率:表示像高 y' 与物高 y 的比值,用 β 表示。

在理想光学系统中,其符号规定与单球面成像的符号规定相同,均表示由左向右(与光线传播方向相同)为正,由下向上为正,反之为负。

例题　已知一眼镜片空气中像方焦距为 f'=400mm(即 0.4m),请问该眼镜片的度数是多少?

解:根据屈光力定义得:

$$F=\frac{1}{f'}=\frac{1}{0.4}=2.5\,(\text{D})=250\,\text{度}$$

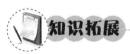知识拓展

光学系统的焦距

焦距的符号规定为:以主点为原点到焦点,自左向右为正,反之为负。若 $f'>0$,表示是正的光学系统,对光线起会聚作用;$f'<0$,表示是负的光学系统,对光线起发散作用。

光学系统的像方焦点和物方焦点的量值并不一定相等,与光学系统两端的介质折射率有关,焦距的比值等于相应折射率之比,即

$$-\frac{f}{f'}=\frac{n}{n'}$$

若光学系统在同一种介质中,即 $n=n'$ 时,则有 $f=-f'$。

(三) 理想光学系统的物像关系

对于理想光学系统已知其基点(或基面),利用作图法和计算法可求解已知物体的理想像位置和大小。

1. 作图法求像 作图法主要应用理想光学系统基点或基面的性质,适当选择由物点发出的两条特殊光线或辅助光线,画出其在像空间的出射光线,则它们的交点就是该物点的像点。

常用的特殊共轭光线有三条:第一条是过物点且平行于光轴的光线 BQ,其出射光线 $Q'F'$ 通过像方焦点 F' 出射。第二条是过物点且经物方焦点 F 入射的光线 BR,其像方出射光线 $B'R'$ 平行于光轴出射。第三条特殊光线过物方节点的光线,出射光线经过像方节点,且与入射光线平行(图 1-1-18)。这里,我们还利用了主平面的另一个特殊性质,即入射光线和出射光线在两主平面的交点高度相等。

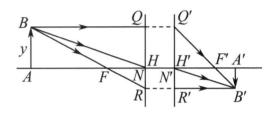

图 1-1-18 作图法求解物像关系

如图 1-1-19 为正光学系统和负光学系统作图求像的四个例子,这四个例子也表示了四种成像类型的作图方法,即实物成实像、实物成虚像、虚物成实像、虚物成虚像。

2. 公式法求像 公式法求像是利用光学参数定量的求解像的准确位置和大小。当光学系统处在空气中时(前后介质相同),根据相似三角形可得:

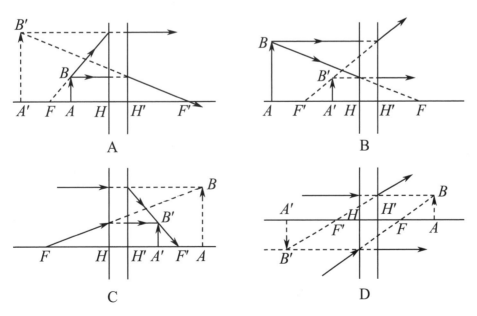

图 1-1-19 光学系统的作图成像

A. 实物成实像;B. 实物成虚像;C. 虚物成实像;D. 虚物成虚像

$$\frac{1}{l'} - \frac{1}{l} = \frac{1}{f'} \tag{1-1-9}$$

$$\beta = \frac{l'}{l} \tag{1-1-10}$$

式(1-1-9)称为理想光学系统的高斯公式。该公式只适用于光学系统前后介质为同一种介质。

式(1-1-10)表明,当折射率一定的情况下,光学系统的横向放大率仅取决于物体的位置,而与物体的大小无关。

对横向放大率 β 的讨论:

当 $\beta<0$ 时,l 与 l' 异号,即物、像分居折射面两侧;此时表示成倒立像,像的虚实与物一致,即实物成实像或虚物成虚像。

当 $\beta>0$ 时,l 与 l' 同号,即物、像位于折射面同侧;此时表示成正立像,像的虚实与物相反,即实物成虚像或虚物成实像。

当 $|\beta|>1$ 时,表示成放大像;$|\beta|<1$ 时,表示成缩小像。

例题 有一高度为 5mm 的物体位于焦距为 –100mm 的负薄透镜的像方焦点处,求其像的位置和大小?

解:已知 y=5mm,l=–100mm,f'=–f=–100mm。

由高斯公式 $\frac{1}{l'} - \frac{1}{l} = \frac{1}{f'}$,得:

$$\frac{1}{l'} = \frac{1}{f'} + \frac{1}{l} = \frac{1}{-100} + \frac{1}{-100}$$

求解得 l'=–50mm,代入 $\beta = \frac{y'}{y} = \frac{l'}{l}$ 得:

$$y' = \frac{l'}{l} y = \frac{-50}{-100} \times 5 = 2.5\text{mm}$$

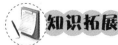 **知识拓展**

若光学系统前后介质不相同时,则高斯公式需要进一步完善为:$\frac{n'}{l'} - \frac{n}{l} = \frac{n'}{f'}$。其中 n 为入射光线所在介质的折射率,n' 为出射光线所在介质的折射率。此时光学系统的横向放大率为:$\beta = \frac{nl'}{n'l}$。

(四) 光学系统的组合

在实际工作中,常要把两个或多个光学系统组合在一起;或者把一个复杂的光学系统分解成几个简单的光学系统,这都是光学系统的组合问题。两个光学系统的组合是最常见的,也是最基本的组合。例如透镜就是由两个单球面折射组合而成的。

光学系统的组合成像也可以采用光线追迹法求物体的像,即先求物体经第一个光学系统折射后所成的像,然后将这个像作为第二个光学系统的物,求出经过第二个光学系统折射后所成的像,依次类推,直至求出最后一个光学系统的像。

根据光学系统的距离不同(两光学系统的主面间隔)可将组合分为密接联合和不密接联合。其中密接联合时光学系统的距离可以忽略不计,根据光线追迹法可得:

$$F=F_1+F_2 \tag{1-1-11}$$

式(1-1-11)说明,密接联合的等效屈光力等于组成该组合的各个光学系统的屈光力之和。

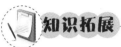 **知识拓展**

中和法测量镜片度数

中和法就是用已知度数的镜片与未知度数的镜片相联合,寻找与未知镜片屈光力相抵消的已知镜片,以测量未知镜片屈光力的方法。

屈光力为 F_1 的镜片和屈光力为 F_2 的镜片同轴紧密联合使用,等效于一个新的镜片,新镜片的屈光力为 $F=F_1+F_2$,即组合镜片等于两原镜片屈光力值的代数和。如果将屈光力数值相同的凸透镜与凹透镜紧密联合后的屈光力为零。这种凸透镜与凹透镜的屈光力完全抵消的效应称为球面透镜屈光力中和。

第二节 波动光学

波动光学以波动理论研究光的传播及光与物质相互作用。本节从波动的观点出发,解释光的干涉、衍射、偏振、散射与眩光现象,从而认识光的本质及其物质相互作用过程中所遵循的规律。

一、光的本质

光究竟是什么?在科学史上出现过多种理论,17世纪形成了两种学说:一种是牛顿主张的"微粒说",认为光是从发光体发出的而且以一定速度向空间各个方向直线传播的微粒。微粒可以通过透明物体,可以自物体表面反射,微粒进入人眼内引起视觉;另一种是惠更斯主张的"波动说",认为光是一种机械波,以波的形式在一种假想的弹性介质"以太"中传播,波面上的各点本身就是引起媒质振动的波源。这两种学说能解释一些光现象,但又不能解释所有的光现象。

(一) 光的电磁说

19世纪后期,麦克斯韦(Maxwell)提出一种新的波动说,认为光是由交流电磁波构成,无线电波、紫外线、X线等均是与光波性质相同的电磁波。只是波长与光波不同而已。光的电磁说将光的波动说与电和磁结合为一体,于是光的反射与折射、干涉与衍射、偏振等现象全部得到满意的解释。

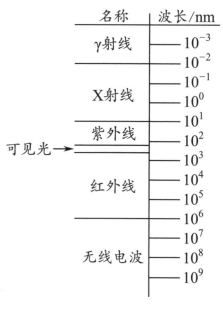

图 1-2-1 列出的电磁波谱中,光波的波长范围约为 $10\sim10^6$nm,其中能对人眼视觉神经产生光亮感觉的电磁波的波长范围为 380~760nm,这段波长范围叫做可见光谱,仅占全部光谱的极小部分,是具有特殊性质的电磁波。在可见光谱内,光波的波长不同,光的颜色不同。单一波长且具有特定颜色的光,称为"单色光"。由几种单色光相混合后产生的光称为"复合光"。

图 1-2-1 电磁波谱

知识拓展

光 的 色 散

如图 1-2-2 所示,用一束白光(太阳光)射向三棱镜,用光屏接收从三棱镜射出的光,可以在光屏上观察到由上到下依次呈现红、橙、黄、绿、青、蓝、紫。通过该实验可以证实白光是一种复合光。

实验发现,光的颜色是由光的频率决定,如表 1-2-1 表示波长与颜色的关系。在可见光区域,红光频率最小,紫光的频率最大,各种频率的光在真空中传播的速度都相同,但是不同频率的单色光在三棱镜中传播速度不同,且比真空中的速度小。根据公式(1-1-1)得,三棱镜对各种单色光折射率不同,红光折射率小,紫光折射率大。当各种色光以相同入射角射到三棱镜上,由于折射率不同,因此偏折不同,红光偏折最少,紫光偏折最多,于是白光通过三棱镜就产生了色散现象。

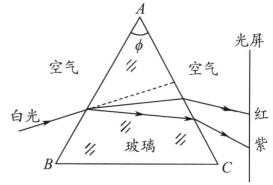

图 1-2-2 光的色散

表1-2-1 波长与颜色

波长范围 /nm	大致波长 /nm	颜色
723~647	700	红
647~585	616	橙
585~575	580	黄

续表

波长范围 /nm	大致波长 /nm	颜色
575~492	510	绿
492~455	470	青
455~424	440	蓝
424~397	420	紫

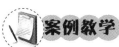 案例教学

　　某顾客配镜后,通过镜片的边缘看物体出现彩虹现象,感觉不适,前来咨询。

　　分析:在自然界中,入射光为白光,是由不同色光组成的复合光。由于不同的色光成像倍率不同而产生倍率色差,且越靠镜片边缘位置,倍率色差越大,因此会感觉边缘看物体出现彩虹现象。一般镜片折射率越大或镜片尺寸越大,在镜片边缘位置越容易出现彩虹现象。

　　解决方案:这种现象一般很快会适应,如果较长时间不能适应,建议配戴低折射率镜片,或更换小尺寸镜架。

(二)光的量子说

　　20世纪初,普朗克和爱因斯坦提出了光的量子说。普朗克首先发现能量的发射和吸收不是连续的,而是以确定的绩效单位量子间断性地进行发射或吸收。爱因斯坦则将此扩展到光学方面即形成光的量子说。量子说认为发光过程并不是连续的波动过程,而是不连续的光子辐射,每个光子都具有一定的能量,光子在空间运动时,其能量仍保持密集于一处。光的量子说是把光的双重性质——波动性和微粒性联系一起,及动量和能量是光的粒子性的描述,而频率和波长则是波的特性。这样光就具有微粒和波动的双重性质,被称为光的波粒二象性。

　　光的波动性与粒子性之间的联系为:光的波动性与粒子性是光子本性在不同的条件下的表现。波动性突出表现在其传播过程中,粒子性则突出表现在物体的电磁辐射与吸收、光子与物质之间的相互作用中。一般地说,频率越高、波长越短、能量越大的光子其粒子性越显著;而波长越长,能量越低的光子则波动性越显著。光波又可认为是一种概率波,大量光子产生的效果往往显示出波动性;而个别光子产生的效果往往显示出粒子性。

二、光的干涉

(一)相干光源

　　两列波在同一介质中传播时,如果在某点相遇,则相遇处质点的振动应是它们所引起

的振动的合成。各质点离开平衡位置的位移是两列波在该点引起的位移的矢量和。若两列波符合一定的条件,对于机械波媒质中某些点振动加强,而另一些点的振动减弱;对于光波则表现为在两列波相遇处,有些地方光强较强,有些地方的光强较弱,这种现象称为波的干涉。干涉所形成的明暗相间的条纹称为干涉条纹。

波动理论指出:只有频率相同、振动方向相同、有固定的相位差的两个光源所发出的光波才能产生稳定的、肉眼能看到的干涉现象。这样的光源称为相干光源。相干光源发出的光叫相干光。要产生稳定的干涉现象,必须用相干光源。

产生相干光的方法主要包括以下三种:

1. 分割波阵面法:把光源发出的同一波阵面上两点作为相干光源产生干涉的方法,如杨氏双缝实验;

2. 分割振幅法:一束光线经过介质薄膜的反射与折射,形成的两束光线产生干涉的方法,如薄膜干涉、等厚干涉等;

3. 采用激光光源,激光光源的频率、相位、振动方向及传播方法都相同,是目前最好的相干光源。

(二) 杨氏双缝干涉

1801 年托马斯·杨首先完成了光的干涉实验,他利用分割波阵面法,获得两个新的波源,发出的光是相干光,在屏幕上叠加形成稳定的、明暗相间的干涉条纹(图 1-2-3A)。

在图 1-2-3B 中,S_1 和 S_2 这两束光离屏幕 AB 上某点 P 的光程不同,所以到达 P 点时两列波的位相不同,具有恒定的位相差,能产生稳定的干涉条纹。

设单色光的波长为 λ,两缝的间距为 d 且到 S 的距离相等,而两缝到屏幕的距离 L 远大于 d,两束光传播到屏上某点的光程差 δ 的计算如式(1-2-1):

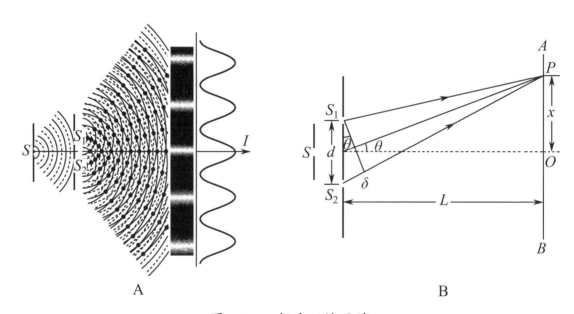

图 1-2-3 杨氏双缝干涉

A. 杨氏双缝干涉演示图;B. 杨氏双缝干涉光程图

$$\delta=d\sin\theta \approx d\frac{x}{L} \qquad (1\text{-}2\text{-}1)$$

当 δ 为半波长的偶数倍时,两列波在该点振动位相相同,和振动的振幅得到加强,干涉呈明条纹。

$$\delta=\pm k\lambda \quad k=1,2,\cdots \qquad (1\text{-}2\text{-}2)$$

式(1-2-2)中,$k=0$ 时为中央明条纹;$k=1,2,\cdots$ 时为分居在中央明条纹两侧的第一级、第二级、…明条纹。

当 δ 为半波长的奇数倍时,两列波在该点振动位相相反,和振动的振幅相互减弱,干涉呈暗条纹。

$$\delta=\pm(2k-1)\frac{\lambda}{2} \quad k=1,2,\cdots \qquad (1\text{-}2\text{-}3)$$

式(1-2-3)中 $k=1,2,\cdots$ 为第一级、第二级、…暗条纹。

由上面的讨论可知,明暗相间的条纹是以中央明条纹为中心成对称分布。相邻的两明条纹或暗条纹间的距离相等,均为:

$$\Delta x=\frac{\lambda}{d}L \qquad (1\text{-}2\text{-}4)$$

例题 在杨氏实验中,两缝相距为 0.3mm,要使波长为 600nm 的光通过后在屏上产生间隔为 1mm 的干涉条纹,问屏到缝的距离有多远?

解:已知 $d=0.3\text{mm}$,$\lambda=600\text{nm}$,$\Delta x=1\text{mm}$;又因为 $\Delta x=\frac{\lambda}{d}L$,所以屏到缝的距离为:

$$L=\frac{\Delta x}{\lambda}d=\frac{1\times10^{-3}}{600\times10^{-9}}\times0.3\times10^{-3}=0.5(\text{m})$$

(三)薄膜干涉

水面上的薄层油膜,肥皂气泡等在白光中出现灿烂的彩色花纹,这就是薄膜干涉现象。光线照射透明薄膜时,膜前后表面均会产生反射(图 1-2-4A)。单色光以入射角 i 从折射率为 n_1 的介质进入折射率为 n_2、厚度为 d 的介质。在薄膜的上下两表面产生的反射光 a 光和 b 光是同一入射光的两部分,且有恒定相位差,满足相干光的条件,能产生干涉。其中 a 光为光疏介质射向光密介质表面的反射光,故其相位发生大小为 π 的变化,即相当于多走(或少走)了半个波长的距离,这个现象称为半波损失。两束光经透镜会聚,在焦平面上产生干涉条纹。a 光和 b 光的光程差的计算如式(1-2-5):

$$\delta=2n_2d\cos i'+\frac{\lambda}{2} \qquad (1\text{-}2\text{-}5)$$

当光线垂直入射时,可简化为:

$$\delta=2n_2d+\frac{\lambda}{2} \qquad (1\text{-}2\text{-}6)$$

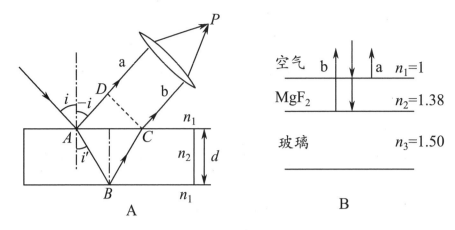

图 1-2-4 薄膜干涉

A. 薄膜干涉;B. 透明膜干涉

当 $\delta=k\lambda$，即 $d=(2k-1)\dfrac{\lambda}{4n_2}$（$k=1,2,3,\cdots\cdots$）时，两反射光相互增强。当 $\delta=(2k+1)\dfrac{\lambda}{2}$，

即 $d=k\dfrac{\lambda}{4n_2}$（$k=1,2,3,\cdots\cdots$）时，两反射光相互削弱。

现代光学装置利用干涉现象来减少表面的反射,使更多的光进入透镜,常常在光学元件表面涂上一层透明膜(图 1-2-4B)。透明膜一般用氟化镁,其折射率 n_2 为 1.38,其值介于空气和透镜之间,因此两次反射均由半波损失。故光线垂直入射时,两反射光波相互削弱的条件为:

$$d=\frac{\lambda}{4n_2} \tag{1-2-7}$$

当薄膜最小厚度 d 是入射光在薄膜介质中的波长的 $\dfrac{1}{4}$ 时,在薄膜两个面上反射光的光程相差半个波长,因而相互抵消大大减小光的反射损失,增强透射光强度,这种薄膜叫做增透膜。在通常情况下入射光为白光,增透膜的厚度只能使一定波长的光反射时相互抵消。在选择增透膜厚度时,一般是使光谱中部的绿光在垂直入射时相互抵消,因为人的视觉系统对这种光最敏感。这时光谱边缘部分的红光和紫光并没有完全抵消,所以涂有增透膜的光学镜头常呈紫色。太阳镜等防护镜的表面则需要涂上增反膜,使膜上下两表面的反射光满足加强条件,以减少透光量,增加反射光。

 案例教学

有顾客前来咨询,问其所戴眼镜是否为镀膜眼镜,如何识别。

分析:目前所说的镀膜眼镜片通常是指镀减反射膜的镜片,是利用薄膜干涉原理,使薄膜上下两个表面的反射光相互干涉相抵消,从而减小反射、增加透射。由于入射光为白光,具有所有波长的光,而薄膜干涉只能使一定波长的光干涉相抵消,因此会有部分波长的光没有完全干涉相消,产生有色反射光。而没有镀减反射膜的镜片,会将所有波长的光(白光)进行反射,所以看到的反射光为白光。

解决方案:在白光下观察镜片的反射光,反射光为有色光的镜片为镀膜镜片,反射光为白光的镜片为非镀膜镜片。

三、光的衍射

当平行光通过狭缝、圆孔或其他形状的障碍物到达光屏时,如果光按直线传播,在光屏上就会呈现清晰的几何投影,但是实际上,当光线经过的障碍物很小时,就会有光进入本该形成的阴影内,说明光能够绕过障碍物而传播,这种光能改变原来的传播方向,绕过障碍物的现象称为光的衍射。衍射所形成的图样称为衍射图样。衍射是波传播过程中的又一基本特征。

依观察方式,光的衍射分为两类:一类叫菲涅耳衍射,即光源、障碍物和显示衍射图样的光屏之间的距离不是很远的衍射;另一类是夫琅和费衍射,它是指平行光经过障碍物衍射后在无限远处的光屏上形成衍射图样。实际中,我们观察夫琅和费衍射是用一个会聚透镜使经物体衍射的光线在其焦平面上成像,如此既可增大衍射图样的亮度又可保持衍射图样的不变,便于观察,所以我们下面讨论的衍射如无特殊说明都是指夫琅和费衍射。

(一)单缝衍射

透镜 L_1 把光源 S 发出的光变成平行光,垂直于入射光线的平板上有一条长直狭缝 AB,它的方向与纸面垂直,当光波到达狭缝时,各点向各个方向发射子波,图中画出的是各个子波源发出衍射角为 θ 的一束平行光,经透镜 L_2 会聚后成像于光屏的 P 处(图1-2-5)。图1-2-6所表示的是单缝衍射的强度分布。对于单色光来说,正对狭缝的是中央亮带,左右对称分布着各级明暗条纹。图中的曲线表示光强的分布,光强的极大值与极小值同各级明暗条纹的中心相对应。

当衍射角 θ=0,从 AB 上各点出发的光到达 P 点时不能产生光程差,即所有光相位,相遇后干涉加强,因此狭缝的中央为亮带。

当衍射角 θ 不为零时,在同一束平行光中,从狭缝上各点发出的光到达屏上的光程是不等的,最大光程差为 $BC=d\sin\theta$。(C 点为过 A 点作平行光垂线,与最下端光线的垂点)。P 点的亮暗就决定于最大光程差。

当最大光程差 BC 正好为半波长的偶数倍时,光传播到光屏上 P 点时都互相抵消,在这些方向上依次出现第 k 级暗条纹,即

$$d\sin\theta = \pm\frac{2k\lambda}{2} = \pm k\lambda \quad k=1,2,\cdots \tag{1-2-8}$$

当最大光程差 BC 恰好等于半波长的奇数倍时,部分光传播到 P 点不能被抵消,而形成第 k 级明条纹,即

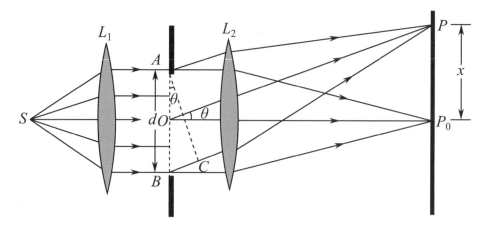

图 1-2-5　单缝衍射示意图

$$d\sin\theta = \pm \frac{2k+1}{2}\lambda \quad k=1,2,\cdots \qquad\qquad (1\text{-}2\text{-}9)$$

但随着级数 k 的增大,衍射光的强度迅速减弱。

(二) 圆孔衍射

如果把单缝衍射中的狭缝改成一个小圆孔,则在光屏上就能得到圆孔衍射图样(图 1-2-7)。它包括中央亮斑(也称为艾里斑)及各级明暗相间的环带条纹,其中中央亮斑占全部能量的 84%,其余 16% 分布在各级明环上,第一级暗环的衍射角的计算见式(1-2-10):

$$\theta = \arcsin\frac{1.22\lambda}{D} \qquad\qquad (1\text{-}2\text{-}10)$$

λ 是入射光的波长;D 是圆孔的直径。

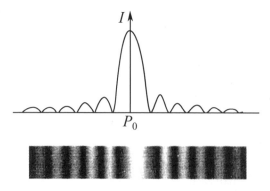

图 1-2-6　单缝衍射的光强分布

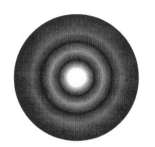

图 1-2-7　圆孔衍射图样

圆孔衍射是许多光学仪器中不可避免的现象,它直接影响仪器的成像质量。

一般光学仪器成像,可以看成圆孔衍射,由于衍射现象,会使图像边缘变得模糊不清,因此圆孔的夫琅和费衍射对光学仪器的分辨率即成像质量有直接影响。实验证明,光学仪器的分辨率遵循瑞利判据。即当 $\theta_0 = 1.22\dfrac{\lambda}{D}$ 时,一个发光物点的艾里斑中心恰好与另一发光物点衍射图样的第一暗纹重合,即两艾里斑中心距离为艾里斑的半径时,这两个发光物点刚好能被分辨。故通常以此为恰能分辨的判据。

例题 若人眼瞳孔直径 D 在一般的照度下约为 3mm,取感光细胞最灵敏的黄绿光波长 $\lambda = 0.55\mu m$,问人眼的最小分辨角是多大?

解:已知 $\lambda = 0.55\mu m$,$D = 3mm$,代入瑞利判据得:

$$\theta_0 = 1.22\frac{\lambda}{D} = 1.22 \times \frac{0.55 \times 10^{-6}}{0.003}\,\text{rad} = 2.3 \times 10^{-4}\,\text{rad} \approx 0.8'$$

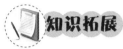
知识拓展

显微镜的分辨率

显微镜是用来观察细微物体的精细结构的光学仪器,主要由物镜、目镜和镜筒组成。显微镜分辨物体细节的能力成为显微镜的分辨本领或分辨率,由于光的波动性,光通过透镜时产生衍射现象,各物点在物镜的像平面上所成的像不是由像点构成,而是由有一定大小的衍射光斑组成。根据瑞利的研究,两个衍射光斑能被分辨的条件是一个衍射光斑的中心恰好落在另一个光斑的第一级暗环上,即两个图样中心间的距离等于艾里斑的半径。这时两物点间的距离就是能够被分辨的最小距离,叫做分辨距离,用 Z 表示。根据阿贝研究的结果,显微镜能分辨两点的最小距离:

$$Z = \frac{0.61\lambda}{n\sin\beta} \tag{1-2-11}$$

式中 n 是物镜与被观察物体间媒质的折射率,β 是从被观察物体射到物镜边缘的光线与物镜主光轴的夹角,$n\sin\beta$ 叫做物镜的孔径数,用 $N\cdot A$ 表示,即 $N\cdot A = n\sin\beta$。因而上式又可写为:

$$Z = \frac{0.61\lambda}{N\cdot A} \tag{1-2-12}$$

一台显微镜的分辨距离的大小,表征了显微镜分辨物体微小细节的能力。光学仪器能分辨被观察物体的微小细节形成清晰的像的本领,称为显微镜的分辨本领。显微镜的分辨距离越小,分辨本领越大。分辨本领与分辨距离互为倒数,显微镜的分辨本领由物镜决定。

四、光的偏振

(一) 自然光和偏振光

我们都知道光是电磁波,电磁波是横波。在光的传播过程中,电场强度矢量和磁场强度矢量的振动方向都与光的传播方向垂直,且电场振动方向与磁场振动方向也相互垂直。而引起视觉和其他光学现象的主要是电场强度矢量,我们就以电场强度矢量的方向表示光振动方向,称为光矢量。

自然光所发出的光波由一系列彼此独立的间歇波列组成,每个波列都有确定的振动方向,光波在各个方向上的振动次数和振幅大小均等(图1-2-8A)。根据矢量理论,任何一个方向的振动都可以分解成两个相互垂直的分量,因此可以认为自然光是由两个相互垂直的电场振动组成(图1-2-8B、C)。

我们利用某种方法把两个相互垂直的电场振动中的任一部分去掉,就能得到光振动只在某一平面内的光波(图1-2-9)。这种光波我们称为平面偏振光,简称为偏振光。光振动所在的这个平面称为振动面,与振动面垂直且含有传播方向的平面称为偏振面。

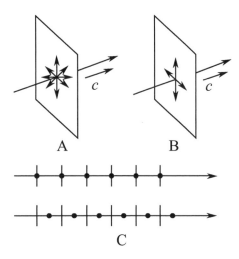

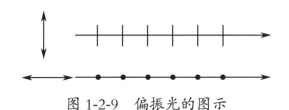

图 1-2-8 自然光的图示
A.自然光的光矢量分布;B.自然光的光矢量分解;C.自然光的图示

图 1-2-9 偏振光的图示

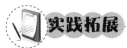 实践拓展

光 的 偏 振

如图 1-2-10A 所示,让太阳光或灯光通过偏振片 P,我们在偏振片的另一侧观察,以光的传播方向为轴旋转偏振片,透射光的强度不变。

若在偏振片 P 的后面再放置另一个偏振片 Q,当 Q 与 P 的透射轴方向平行时,透射光的强度最大(图1-2-10B)。当 Q 与 P 的透射轴方向垂直时,透射光强最弱,几乎为零(图1-2-10C)。

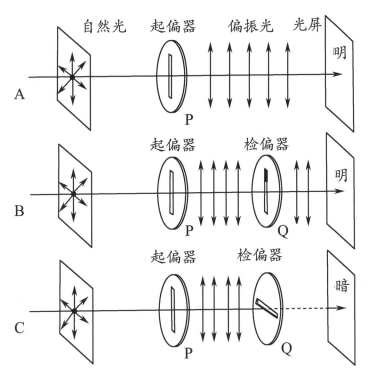

图 1-2-10　光的偏振现象（A~C）

（二）马吕斯定律

1. 起偏和检偏能使自然光变成偏振光的装置称为起偏器,它的作用是只让自然光中某一方向上的振动通过,而其他方向上的振动全部被起偏器滤掉,这样通过起偏器之后,只有在此一个方向上的振动,这个方向我们称其为起偏器的透射轴方向。

人眼是不能区别自然光和偏振光的,所以一束光线是否是偏振光,它的振动方向如何需要用仪器来检测,这种用于检测光波是否为偏振光并确定其振动方向的器件叫检偏器。起偏器和检偏器在结构上没有区别,任何起偏器都可以用作检偏器。

2. 马吕斯定律　如果起偏器和检偏器的透射轴的方向既不垂直又不平行,而是成一个角度 θ,则只有部分光可以通过 A。我们把通过起偏器后的偏振光矢量 E_0 分解成沿检偏器 A 的透射轴方向的分量 E_1 和垂直于检偏器 A 的透射轴方向的分量 E_2,显然只有 $E_1=E_0\cos\theta$ 能通过 A,而 E_2 则全部被 A 阻挡(图 1-2-11)。从波的强度可知,光的强度与振动的振幅的平方成正比,故通过 A 的偏振光强度 I 和通过 A 之前的偏振光强度 I_0 之比为:

$$\frac{I}{I_0} = \frac{E_1^2}{E_0^2} = \frac{E_0\cos^2\theta}{E_0^2} = \cos^2\theta$$

$$I=I_0\cos^2\theta$$

$$(1-2-13)$$

式(1-2-13)称为马吕斯定律。
它表明通过检偏器的偏振光强度与检偏器的透射轴的方向有关,如果其透射轴的方

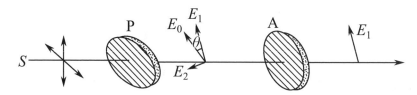

图 1-2-11 马吕斯定律示意图

向与入射偏振光的振动方向之间的夹角为 θ , 则通过检偏器的偏振光强度与入射偏振光强度之比为 $\cos^2\theta$ 倍。

例题 两块偏振片的透射轴互相垂直, 在它们之间再插入两块偏振片, 使相邻两个偏振片透射轴的夹角均为 30°。如果入射的自然光强为 I_0 , 求通过所有偏振片后光的强度。

解: 射入的自然光强度为 I_0 , 通过第一个偏振片后光的强度变为原来的一半, 通过第二、第三、第四个偏振片后的光强分别为 I_2、I_3、I_4 , 且 $\theta = 30°$, 则

$$I_1 = \frac{1}{2}I_0, \quad I_2 = I_1\cos^2 30°, \quad I_3 = I_2\cos^2 30°, \quad I_4 = I_3\cos^2 30°$$

所以

$$I_4 = \frac{1}{2}I_0\cos^2 30°\cos^2 30°\cos^2 30° = \frac{1}{2}I_0 \times \frac{3}{4} \times \frac{3}{4} \times \frac{3}{4} = \frac{27}{128}I_0 \approx 0.21I_0$$

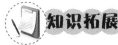 **知识拓展**

立 体 电 影

说到立体电影人们都会想到在电影院里观影时身临其境的感受。立体电影就是光的偏振的应用。

立体电影是用两个镜头如人眼一样从两个不同方向同时拍摄下景物的像, 制成电影胶片。在放映时, 通过两台放映机把用两台摄影机拍下的两组胶片同时放映, 在每架立体电影机镜头前装有一块偏振片, 它的作用相当于起偏器。从两架放映机射出的光都是偏振光。由于左右两架放映机前的偏振片透射轴互相垂直, 因而产生的两束偏振光的振动方向也相互垂直, 这样略有差别的两幅图像重叠在银幕上。这时如果用眼直接观看, 看到的画面是模糊不清的。要看到立体图像, 观众必须戴一副特制的眼镜, 这副眼镜的镜片是一对透射轴方向相互垂直的偏振片, 观众用偏振眼镜(相当于检偏器)观看, 左眼只能看到左放映机放映的画面, 右眼只能看到右放映机放映的画面, 这两个像经过大脑综合以后产生立体视觉。

(三) 布儒斯特定律

有许多方法可以从自然光中产生偏振光。自然光在两种各向同性介质的分界面发生反射和折射时, 反射光和折射光一般都是部分偏振光。在反射光中垂直于入射面的光矢量强于平行入射面的光矢量, 而折射光中, 平行入射面的光振动强于垂直入射面的光振动

（图1-2-12）。

1812年，布儒斯特首先从实验中发现反射光的偏振化程度和入射角有关。当入射角和折射角之和等于90°时，即反射光和折射光相互垂直时，反射光即成为光矢量垂直于入射面的完全偏振光（图1-2-13），这时的入射角称为布儒斯特角。

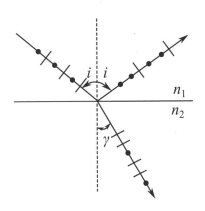

图1-2-12　反射光和折射光的偏振

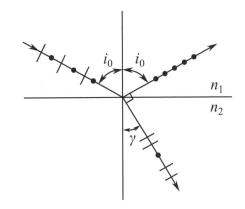

图1-2-13　布儒斯特角

根据折射定律得

$$n_1\sin i_0=n_2\sin\gamma=n_2\cos i_0$$

即

$$\tan i_0=\frac{n_2}{n_1} \tag{1-2-14}$$

式（1-2-14）称为布儒斯特定律。当自然光以布儒斯特角入射到介质表面时，其反射光为平面偏振光（光矢量垂直于入射面），折射光是部分偏振光。

 案例教学

有两位钓鱼爱好者，由于垂钓时强光耀眼，到眼镜店来购买眼镜，一人说买太阳镜，一人说买偏光镜，请营业员向他推荐眼镜，并问如何挑选。

分析：水面的反射光强很强，将在视野内造成强光点，而形成眩光现象。

太阳镜可有效地防止强光刺眼，但只是将所有方向振动的光透射减弱，而不能防止眩光耀眼，因此看水面依然波光粼粼或白光一片。

偏光镜片将水面反射的各方向振动的光进行"梳理"，只允许某方向振动的光通过镜片进入眼，具有防眩光作用。戴偏光镜片可透过水面看到水中物体，同时光线经过偏光镜片后，光强为原来的一半，因此偏光镜片既具有防眩光作用，又具有防强光作用，是钓鱼爱好者的首选眼镜。

解决方案：购买偏光眼镜。挑选时利用一个检偏镜片和偏光眼镜镜片重合，相互旋转。如果光强随时变化且出现不透光情况即为偏振镜片，如果光强不变即为非偏光镜片。

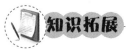**知识拓展**

旋 光 现 象

当平面偏振光通过某些物质(石英、糖类等)时,它的振动面将沿光的传播方向发生旋转,这种偏振光通过物质时发生振动面旋转的现象,称为旋光现象。能够使振动面旋转的物质称为旋光物质,旋光物质具有旋光性。实验证明,不同的旋光物质可以使偏振面发生不同方向的旋转,当观察者迎着光线看时振动面是顺时针旋转的称为右旋物质,如葡萄糖、右旋糖酐;振动面是逆时针方向旋转的称为左旋物质,如果糖、左旋糖酐。偏振光通过旋光物质后,振动面向哪个方向旋转与旋光物质的光学特性有关。

实验证明不同波长的偏振光通过同一种旋光物质后振动面的旋转角度是不同的。当波长一定时,单色偏振光通过物质后,振动面旋转的角度 ϕ 与物质的厚度 L 成正比:

$$\phi = \alpha L$$

式中的比例常数 α 称为该物质的旋光率,它与物质的种类和偏振光的波长有关。

五、光的散射与眩光

(一) 光的散射

光的散射表示当光束通过光学性质不均匀的物质时,从侧面却可以看到光的现象。光学性质的不均匀可能是由于均匀物质中散布着折射率与它不同的其他物质的大量颗粒;也可能是由物质本身组成部分(粒子)不规则的聚集造成的。例如尘埃、烟、雾、悬浮液以及毛玻璃等。

根据能量是否损失将散射分为弹性和非弹性两大类:弹性散射是散射光和入射光的频率和波长保持一致的散射,如瑞利散射和米散射;非弹性散射为散射光的频率和波长不同于入射光的散射,如拉曼散射和布里渊散射。

1. 瑞利散射 当介质中所含分子微粒尺度小于入射光的波长时(小于 $0.1\mu m$),由于构成介质的分子密度涨落而被散射的现象称为瑞利散射。散射光和入射光波长、频率相同,散射光的强度和散射方向有关,并和波长的四次方成反比;这种关系称为瑞利散射定律。

知识拓展

蓝 天

当空气质量好的时候,大气中小水滴和细颗粒物很少,此时大气散射就是因为氧气和氮气的涨落引起的瑞利散射,根据瑞利散射定律,蓝紫光的散射大约是红光的 10 倍,因此晴朗的天空呈现浅蓝色。

2. 米散射 当介质中所含分子微粒尺度与入射光的波长可比拟时,散射光的规律不再遵循瑞利定律,其强度分布复杂且不对称,称为米散射。米散射中光的波长、频率不发生变化,如丁达尔现象就是米散射的一种表现。它是因为在溶胶中,胶体微粒直径大小恰当,当光束照射在胶粒上时,胶粒将光从各个方向全部反射,胶粒即成为一小光源,故可明显地看到由无数小光源形成的光亮"通路"。散射光的强度随着颗粒直径增加而变化。

知识拓展

在眼科临床上常利用这种现象检测眼前房炎症反应。正常前房在裂隙灯下为暗区,当前房出现炎症反应时,渗出物中的颗粒使入射光束发生散射,出现光亮通路,炎症越重,散射越明显。

3. 拉曼散射 表示在光的散射过程中,入射光与分子交换能量导致散射光的频率和波长发生改变,我们称为拉曼散射。拉曼散射的强度极小,约为瑞利散射的千分之一,拉曼光谱、频率、强度及偏振等标志着散射物质的性质,可用于研究分子结构以及分析化合物的成分。

4. 布里渊散射 表示在光的散射过程中,入射光与原子的热运动模式耦合而造成了能量的微小变化,使得入射光的频率发生偏移,这种散射称为布里渊散射。布里渊散射可以用来研究物质基本性质(弹性、磁性相变)及多种交叉效应(压电、磁弹、光弹等)。

(二) 眩光

眩光是指由于视野中的光源亮度分布和亮度范围不适宜,或存在极端的亮度对比,以致引起不舒适感觉或降低了人眼对目标和细节分辨能力的视觉现象。眩光现象是影响视觉质量的最重要因素之一。

眩光主要分为三种形式,即不适性眩光、失能性眩光和目盲眩光,下面逐一介绍各自的特点。

1. 不适性眩光指由于视野中不同区域光的亮度相差太大或过亮的照明所致,引起视觉不适,心理上不舒服的感觉,如头痛、眼疲劳、烧灼感、流泪等,但不一定影响视力和视功能,如在强阳光下看书会产生的不适感觉。

2. 失能性眩光指不一定引起不舒适的感觉,但导致视力或视功能下降的眩光。如由光照在脏的车挡风玻璃上而产生的视力下降,它是由于眩光光源经过眼外不均匀介质时产生散射,在眼内形成光幕,其叠加于视网膜物像上,造成光幕性视网膜照明,导致视网膜物像的对比度下降,视功能随之下降。

3. 目盲眩光指由于视野中存在极端强度的眩光光源,即使在其被移除一段时间后,我们仍无法可见任何物体,产生类似于一种暂时性"目盲",如在直视很强的闪光灯照射后,周围的物体不能看清或分辨。

第三节　几 何 像 差

前面我们讨论了理想光学系统的成像性质,但对于实际光学系统,除平面反射镜具备完善成像,其他的就不能以一定宽度的光束对一定大小的物体成完善像,即非近轴区物体上任一点发出的光束通过光学系统后不能会聚为一点,而是形成一弥散斑,从而使像变得模糊,并且产生相对于原物的变化,这种成像缺陷就称为几何像差。

光学系统以单色光成像时产生的像差称为单色像差。单色像差主要可分为五种,其中由光轴上的点成像随孔径增大而产生的像差称为轴上点像差,如球差。也有随视场的增大而产生的像差,称为轴外点像差,如彗差、像散、像面弯曲和畸变。

当入射光为复合光,如白光,同一种介质对不同波长的光具有不同的折射率,因此各种不同波长的色光所成像的位置和大小都不相同,其与理想像的偏离称为色差,主要分为位置色差和倍率色差两种。

下面,就对这七种基本像差分别进行介绍。

一、球差

球差是轴上点唯一的单色像差,而且是轴上点以宽光束成像时产生的像差。如图1-3-1所示,在实际光线的光路计算过程中,光轴上一点发出的光线,物方孔径角 u 不同,通过光学系统后就有不同的像距 L'。它们相对于由近轴光线计算的理想像距 l' 就有不同的偏离。即轴上物点 A 发出不同孔径角 u 的光线所产生像距 L' 与近轴光线的理想像距 l' 之差值,就称为球差,用 $\delta L'$ 表示,即

$$\delta L' = L' - l' \tag{1-3-1}$$

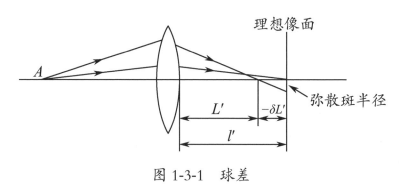

图 1-3-1　球差

式(1-3-1)中,球差 $\delta L'$ 是沿光轴方向度量的,因此也称为轴向球差。由于球差的存在,使得在理想像面上不能成一点像,而是一个圆弥散斑,其半径称为垂轴球差,用 $\delta T'$ 表示,即

$$\delta T' = \delta L' \tan u' \tag{1-3-2}$$

由式(1-3-2)可得,球差越大,像方孔径角 u' 越大,则理想像面上的弥散斑也越大,像

就变得更加模糊不清。因此任何光学系统必须校正球差。

对球差进一步研究可知,单个凸透镜产生的均为负球差;而单个凹透镜总是产生正球差。因此在实际应用中,常把凸、凹透镜适当地组合使用,可使各自产生的球差相互抵消而达到消除球差的目的。

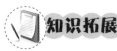知识拓展

球差和彗差

晴朗的中午,手持放大镜,让一束太阳光垂直放大镜入射,调整到光屏的距离,我们可以得到一个明亮的圆斑,不论如何调整圆斑都存在一定的面积,即在光屏上呈现为一弥散斑,这表现出放大镜的球差。

旋转放大镜,让太阳光由垂直放大镜逐步转向平行于放大镜,观察光屏亮斑的变化,我们会发现圆斑逐步会出现一个"小尾巴",原来亮斑依然是最亮的点,整个亮斑变得像一个彗星,这表现出放大镜的彗差。

二、彗差

当物点位于光轴外时,物点偏离了球面系统的对称轴位置,轴外点的宽光束将会产生一种失对称的像差,这种像差称为彗差。

彗差使轴外物点的像成为一个弥散斑,由于折射后的光失去了对称性,因此,弥散斑不再对称于理想像点,此时理想像点偏到了弥散斑的一边。从光能量传输的观点看,在理想像点处光能量最集中,形成一亮点,即如图 1-3-2 中 B'_z 点最亮,而不同孔径角的光束成的像点是远离 B'_z 点的不同圆环,由于能量扩散,亮度就相对减弱。所以,最终整个弥散斑成为一个以 B'_z 为顶点的锥形弥散斑,其形似彗星状(图 1-3-2),故称此相差为彗差。

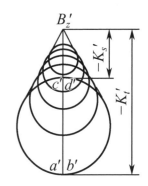

图 1-3-2 彗星状的轴外像点光斑

彗差是一种轴外像差,它随视场大小而变化;又由于它是宽光束像差,即对于同一视场,它还将随孔径的不同而变化。因此,彗差是一种与视场和孔径大小都有关的垂轴像差。

知识拓展

彗差的度量

轴外点发出的光束不存在对称轴线,只存在一个对称面,这个由轴外物点和光轴组成的对称面,称为子午面。通过主光线和子午面垂直的面,称为弧矢面(图 1-3-3)。由于轴外物点发出的斜光束的子午面和弧矢面内分布是不一样的,因此彗差将分为子午和弧矢两个截面讨论。

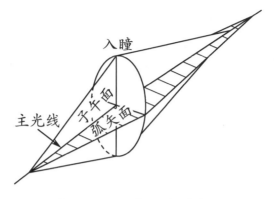

图 1-3-3　子午面和弧矢面

轴外点 B 发出的子午光束,对辅轴 BC 来说就相当于轴上点光束,此光束可分别通过入瞳中心和上、下边缘的三条子午光线表示,分别称为中、上、下光线,用字母 z、a、b 表示 (图 1-3-4)。这三条光线在辅轴上相当于由轴上点发出的不同孔径角的光线,经球面折射后,由于存在球差,将交于辅轴上不同的点。于是,在折射前对称于主光线的上、下光线,经球面折射后,就失去了对主光线的对称性,即折射后光束失去对称性。子午上、下光线交点 B_T' 到主光线在垂直光轴方向的偏离表示了这种光束在子午面上的不对称程度,称为子午彗差,用 K_T' 表示,其符号以主光线为原点,向上为正,向下为负。

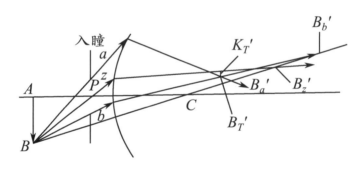

图 1-3-4　子午彗差

对于弧矢光束的彗差,弧矢光束的前光线和后光线经球面折射后为 c 和 d 光线,它们相交于 B_S' 点,由于这两条光线对称于子午面,故 B_S' 点应在子午面内。B_S' 点到主光线的垂直于光轴方向的偏离,称为弧矢彗差,用 K_S' 表示(图 1-3-5)。

三、像散

当轴外物点发出的一束很细的光束投射到折射球面时,由于子午面和弧矢面在折射球面上的截面曲率不等,造成子午像点与弧矢像点不重合,即一个物点的成像将被聚焦为子午和弧矢两个像点,这种像差称为像散(图 1-3-6)。

光学系统如存在像散,一个物面将形成两个像面,在各个像面上不同方向的线条清晰

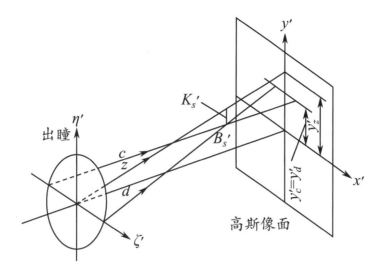

图 1-3-5　弧矢彗差

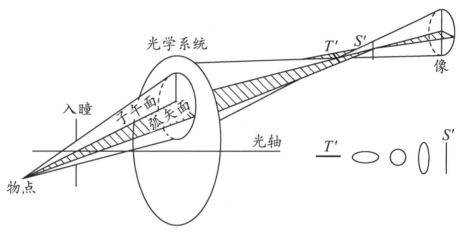

图 1-3-6　像散示意图

度也不同,像散严重时,轴外点得不到清晰像。图 1-3-7 所示为垂轴平面上三种不同方向的直线,分别被子午细光束和弧矢细光束成像的情况。

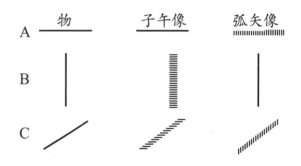

图 1-3-7　不同方向的直线受像散影响情况

图 1-3-7A 中直线垂直于子午面,因为其上每一点均被子午光束成以垂直子午面的短线,因此该直线被子午光束所成的像,是一系列与直线同方向的短线叠合而成的直线,则像是清晰的。但该直线被弧矢光束所成的像,则是由一系列与直线垂直方向的短线组合而成,因而,像是不清晰的。

图 1-3-7B 中直线是位于子午面上的直线,同理可知,其子午像是由一系列平行的短线构成,是不清晰的;而弧矢像为子午面上的一清晰直线。

35

图 1-3-7C 中直线是既不位于子午面也不垂直于子午面的倾斜直线,显然它的子午像和弧矢像都是不清晰的。

四、像面弯曲

物平面成弯曲像面的成像缺陷称为像面弯曲,简称场曲。如图 1-3-8 所示,在理想光学系统中,若物面与折射面为同球心 C 的球面 AB_1,其像面也是该球心 C 的球面 $A'B'_1$。但若物面为一平面 AB,其离轴点 B 距球心 C 的距离比球面 AB_1 上 B_1 点更远。根据轴向放大率始终为正,像点沿轴移动方向与物点沿轴移动方向相同,实际像面应比球面更弯向球心。设在理想像点处垂直于光轴的平面为理想像面,则实际像面与理想像面的差异就叫像面弯曲。

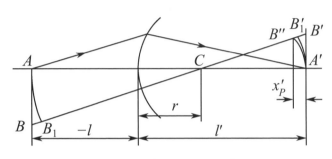

图 1-3-8 像面弯曲示意图

当光学系统存在较大场曲时,就不能使平面物体上的各点同时清晰成像。当把中心调焦清晰了,边缘就变得模糊;反之,边缘调清晰后,则中心变得模糊。因此,对于摄影、投影用的镜头,都需要进行很好的场曲校正(图 1-3-9)。

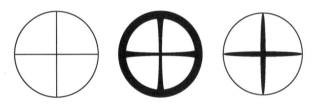

图 1-3-9 像面弯曲对成像的影响

五、畸变

对于理想光学系统,在一对共轭的物、像平面上,横向放大率是一个常数。但对于一个实际光学系统来说,通常只有在近轴区才具有这个性质。当视场增大时,像的横向放大率随视场变化而异,从而,使得像相对于原物失去相似性。这种使像变形的成像缺陷就称为畸变。

一般情况下,畸变随视场增大呈单调变化。如图 1-3-10A 为无畸变发生的情况。

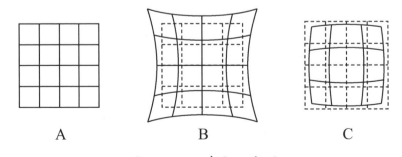

图 1-3-10 畸变示意图

A.理想像;B.枕形畸变;C.桶形畸变

正畸变表示实际像高大于理想像高,放大率随视场的增大而增大,形成枕形畸变(图1-3-10B);负畸变表示实际像高小于理想像高,放大率随视场增大而减小,形成桶形畸变(图1-3-10C)。一般凸透镜产生正畸变,凹透镜产生负畸变,畸变不影响成像的清晰度,但会使像产生变形。

 知识拓展

畸变和色差

利用放大镜观察课本中的文字,调整放大镜到课本的距离,使通过放大镜观察课本中的文字放大的较大。观察放大镜边缘处的文字的变化?

首先放大镜边缘处的文字的形状发生了变化,原来的"方块字",通过放大镜后向边缘方向拉长了,这就表现为正畸变;其次观察被拉长的像边沿会发现出现彩色条纹的现象,这就体现了色差。

六、色差

由于光学材料大多具有色散效应,即同一光学材料对不同波长的色光其折射率不同。一般对波长较短的色光(蓝色),折射率较大;对于波长较长的色光(红色),折射率较小。当复合光成像时,各种色光因色散而导致有不同的传播光路,从而使得各种色光有不同的成像位置和成像高度。这种因不同色光的光路差别而引起的像差,称为色像差(简称色差)。对于目视光学系统通常用位于可见光谱中敏感区两端的蓝光(F 光)和红光(C 光)来描述色差。

色差因性质不同又可分为位置色差和倍率色差两种,其中位置色差是描述两种色光对轴上物点成像位置差异。由于透镜相对于蓝光和红光的折射率不同,因此蓝光成像于较近点 A'_F,红光成像于较远点 A'_C,两像点的距离就是位置色差,用 $\Delta L'_{FC}$ 表示(图1-3-11),计算见式(1-3-2):

$$\Delta L'_{FC}=L'_F-L'_C$$

光学系统存在色差,则轴上点即使以近轴光成像也不能成一个白色的像点,而是产生一个彩色的弥散斑。若在 A'_F 点置一白色像屏,将会看到中心蓝和外圈红的彩色弥散斑;

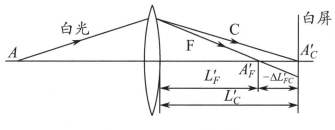

图 1-3-11 位置色差

当把白屏移至 A'_C 点时,则会呈现中心红而外圈蓝的彩色弥散斑。可见,色差严重影响光学系统的成像质量,因此,所有成像用的光学系统都必须校正色差。

倍率色差是一种因不同色光成像倍率的不同而造成物体的像大小差异,又称为垂轴色差。倍率色差由两种色光的主光线在理想像面上的交点高度之差来度量,用 $\Delta Y'_{FC}$ 表示(图 1-3-12),即:

$$\Delta Y'_{FC}=Y'_F-Y'_C$$

倍率色差随视场的增大而增大。由于倍率色差的存在,使得物体像的边缘呈现彩色。即各种色光的轴外像点不重合,从而造成白光所成的像呈现彩色斑。

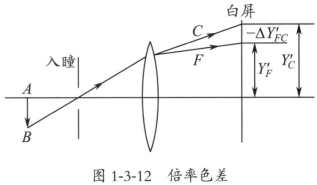

图 1-3-12　倍率色差

第四节　光 的 度 量

一、光度学基础

可见光是波长在 380~760nm 范围内,能够引起人眼光亮感觉并对人的视觉形成刺激的电磁辐射。可见光的能量度量可以分为两类,一类为物理量,称为辐射度学量;另一类是生理量,成为光度学量。辐射度学量是描述可见光的辐射能量的大小,而光度学量则结合人眼对辐射能的灵敏度描述可见光强度的大小。这种考虑到人眼的主观因素后的相应计量学科称为光度学。

(一) 视觉光度测量基础

光对眼产生的视觉,因波长及强度的不同而不同。在可见光谱中,不同波长产生不同色觉,同时,不同波长所引起的视觉反应程度即光谱灵敏度也不同。人眼的这种光谱灵敏度即为视见函数 $V(\lambda)$,视见函数与外界照明条件有关。

在标准亮度下,人们把对人眼最敏感的波长 $\lambda=555nm$ 的视见函数规定为 1,即 $V(555)=1$,其他波长 λ 的视见函数与 $V(555)$ 之比,作为该波长 λ 的视见函数 $V(\lambda)$,显然,$V(\lambda)<1$(图 1-4-1)。

在暗适应状态下和标准亮度下视见函数会出现差异,如在暗适应状态下最大视见函数对应的波长为 507nm,即 $V'(507)=1$,其余的 $V'(\lambda)$ 值均小于 1,这就是暗视觉视见函数。表 1-4-1 列出了由国际照明委员会(简称 CIE)确认的明视觉和暗视觉两种条件下的视见函数。从表中还可以看出,对于可见光谱区以外的辐射,不管其辐射通量有多大,也不能引起人眼的光刺激反应,即 $V(\lambda)$ 值为零。

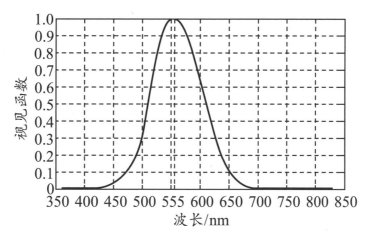

图 1-4-1 标准亮度下的视见函数曲线

表 1-4-1 明视觉和暗视觉两种条件下的视见函数

波长 /nm	$V(\lambda)$	$V'(\lambda)$	波长 /nm	$V(\lambda)$	$V'(\lambda)$
380	0.000 0	0.000 6	560	0.995	0.328 8
390	0.000 1	0.002 2	570	0.952	0.207 6
400	0.000 4	0.009 3	580	0.870	0.121 2
410	0.001 2	0.034 8	590	0.757	0.065 6
420	0.004 0	0.096 6	600	0.631	0.033 2
430	0.011 6	0.199 8	610	0.503	0.015 9
440	0.023	0.328 1	620	0.381	0.007 4
450	0.038	0.455	630	0.265	0.003 3
460	0.060	0.567	640	0.175	0.001 5
470	0.091	0.676	650	0.107	0.000 7
480	0.139	0.793	660	0.061	0.000 3
490	0.208	0.904	670	0.032	0.000 1
500	0.323	0.982	680	0.017	0.000 07
507	—	1.000	690	0.008 2	0.000 04
510	0.503	0.997	700	0.004 1	0.000 02
520	0.710	0.935	710	0.002 1	0.000 01
530	0.862	0.811	720	0.001 0	0.000 00
540	0.954	0.650	730	0.000 5	0.000 00
550	0.995	0.481	740	0.000 2	0.000 00
555	1	—	750	0.000 1	0.000 00

(二) 光通量

光能量的表达可以分为两种,一种是物理量,我们称为辐射通量(radiantflux),即表示单位时间内经过单位面积的辐射能量,用 $d\Phi_e$ 表示;一种是生理量,我们称之为光通量,用 $d\Phi_v$ 表示。光通量是标度可见光对人眼的视觉刺激程度的量,是依据人眼视觉效应的强度来度量辐射通量。根据视见函数的意义,人眼的视觉强度与辐射通量和视见函数成正比关系。即:

$$d\Phi_v = CV(\lambda)d\Phi_e \qquad (1-4-1)$$

C:单位换算常量;

$V(\lambda)$:视见函数;

$d\Phi_e$:辐射通量,单位和功率单位相同;

$d\Phi_v$:光通量,单位常用流明(lumen,lm)。

由于视见函数中紫外线和红外线均为零,因此在光通量里面的光辐射通常指可见光,不包括紫外线和红外线。

(三) 发光强度

发光强度是光源在某一方向范围内所辐射的光通量,是光度学基本量(图 1-4-2)。

我们通常用立体角表示光源在某一方向的范围,即表示一个任意形状的封闭锥面所包含的空间角(图 1-4-3)。立体角的单位为球面度(sr),即以锥顶为中心,以 r 为半径作一圆球,如锥面在球面上所截面积为 r^2,该立体角为一个球面度。

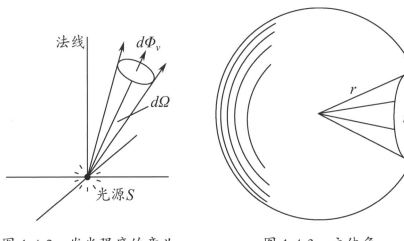

图 1-4-2 发光强度的意义　　　图 1-4-3 立体角

根据发光强度的定义得:

$$I_v = \frac{d\Phi_v}{d\Omega} \qquad (1-4-2)$$

I_v:发光强度,单位坎德拉(candela,cd)。

$d\Omega$:任一封闭锥面 ds 所包含的空间,即立体角。

1 坎德拉表示点光源在一个单位立体角内具有 1 流明的光通量。即为 1 坎德拉 = 1 流明 / 球面度。

如果点光源向四周空间作均匀辐射,则该光源在各个方向的发光强度均为常量,即

$$I_v = \frac{d\Phi_v}{4\pi}$$

(四) 光照度

光照度 (illuminace) 指单位受照面积内所接受的光通量,即:

$$E_v = \frac{d\Phi_v}{dA} \tag{1-4-3}$$

E_v:光照度,单位勒克斯(lx)。

被光均匀照射的物体,在 $1m^2$ 面积上得到的光通量为 1lm 时,它的光照度为 1lx。

光照度是表征受照面被可见光照射程度的物理量,反映受照面的明亮程度。在实际生活中对于视觉的影响是有重要意义的。例如人眼辨认方向所需的光照度是 1lx,晴朗夏天室内的光照度为 100~500lx,而太阳不直射的露天地面的光照度达到了 1 000~10 000lx。

我国规定教室课桌面上的平均照度应不低于 150lx,教室黑板应设局部照明,其平均垂直照度不应低于 200lx 等。在视力表检测视力时,其表面光照度应达到 200~800lx。在临床眼屈光学及卫生学方面,光照度都具有重要意义。表 1-4-2 列出了特定场所的规划光照度值和自然光照条件下所能达到的光照度值。

表 1-4-2 一些典型情况的光照度值

场合	光照度 /lx	场合	光照度 /lx
观看仪器示值	30~50	太阳直照时的地面照度	10 万
一般阅读及书写	50~75	辨别方向所必需的照度	1
精细工作(如修表等)	100~200	满月在天顶时的地面照度	0.2
国际对数视力表的照度	200~800	无月夜地面的照度	3×10^{-4}
晴朗夏日采光良好的室内	100~500	眼能感受的最低照度	3×10^{-9}

(五) 光亮度

当光源为点光源时,我们用发光强度的概念可以说明它的辐射特性。实际上,有许多光源是一个有限面积的光源,而且其辐射强度在不同的方向也不相同。光亮度表示光源单位面积上向某方向的发光强度。

如图 1-4-4 所示,设 dS 为光源表面上一个微小面积,在和表面法线 N 成 θ 角的方向上,$d\Omega$ 内发光的光通量为 $d\Phi_v$,则光源表面上的微小面积 dS 在 θ 方向的光亮度 L_v,等于微小面积 dS 在 θ 方向的发光强度与该面积在垂直于该方向平面投影 $\cos\theta dS$ 之比,即

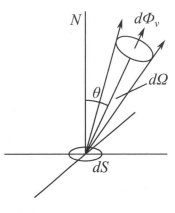

图 1-4-4 光亮度的意义

$$L_v = \frac{d\Phi_v}{\cos\theta dS d\Omega} = \frac{I_v}{\cos\theta dS}$$

(1-4-4)

L_v：光亮度，单位 cd/m^2（坎德拉每平方米）。

物体表面发射出来的光亮度随着投射光的强弱和物体本身的表面特性而改变。亮度与观察距离的远近无关，而是反映了眼对物体表面反射光的强弱感觉。如观看电影时，坐前排座位和后排座位，不会感到屏幕的亮度有什么不同。眼对波长不同的光，具有不同的敏感度，产生"明"和"暗"的光感觉，在视觉上产生了明亮程度的差异。生活中我们经常会感到绿色光比红色光明亮一些，这是因为在能量流相同时，人眼对黄绿光的敏感度最高。

当人眼直视亮度过高的光源时，可能会产生刺痛的感觉，甚至产生永久性的伤害。因此，在一些亮度过高的环境中，要避免直视光源或反光体，必要时可采取相应的防护措施。表 1-4-3 中列出了部分常见物体的光亮度。

表1-4-3 部分常见物体的光亮度

光源名称	亮度 /cd·m^{-2}	光源名称	亮度 /cd·m^{-2}
地球上看到的太阳	1.5×10^9	钨丝白炽灯	$0.5 \times 10^7 \sim 1.5 \times 10^7$
太阳照射下的洁净雪面	3×10^4	人工照明时的纸面	10

二、色度学基础

当可见光进入人眼，主观感觉根据波长不同表现为各种不同的颜色。色度学是把主观的颜色感知和客观的物理刺激联系起来，研究颜色视觉规律和测量理论及其技术的一门学科。它是以光学、视觉生理、视觉心理等学科为基础的综合性科学，是研究颜色的感觉、计算、测量和辨别颜色的学科。

（一）人的色觉

人辨别颜色的能力是指视网膜对不同波长光的感受特性，人眼视网膜锥状感光细胞内有三种不同的感光色素，它们分别对 670nm 的红光、535nm 的绿光和 445nm 的蓝光吸收率最高。当三种感光色素吸收率不同（即表现为红、绿、蓝三种颜色混合比例不同），就可形成不同的颜色，从而产生各种色觉。

波长一定的光称为单色光，其色称为光谱色（简称谱色）。还有很多颜色是由几种波长不同的光混合而成，其色并不出现在光谱色中，这些色成为非光谱色（简称非谱色）。颜色和波长的关系并不是完全固定的，单色光的颜色是连续变化的，不存在严格的界限。

实验发现，人眼对任一色彩的视觉反应取决于红、绿、蓝三色输入量的代数和（此称格拉斯曼定律），这一结论为色度学理论奠定了重要基础。例如当黄光进入人眼时，它能同时刺激视网膜上含有感红光色素和感绿光色素的两类视锥细胞兴奋。

（二）颜色的分类

颜色可以分为彩色和非彩色两大类。

非彩色指白色、黑色和不同程度的灰色组成的颜色系列,在此系列中由白到黑的变化可用一条垂直线段表示,一端为纯白(反射率为100%),另一端为纯黑(反射率为0%),中间有各种过渡的灰色。在现实生活中没有纯白和纯黑,一般情况下物体对可见光谱所有光谱的反射率在80%~90%以上时,该物体呈现为白色;对其反射率均在4%以下时,该物体呈现为黑色。非彩色对光谱的各波长的反射和透射没有选择性,所以它们是中间色。

彩色指除非色彩系列以外的所有颜色。根据颜色的形成不同,我们可以把颜色分为原色、间色、复色和补色。

原色:不能由其他颜色合成得到的颜色,但可以合成其他的颜色,这种颜色称为原色。根据色觉的形成过程得红、绿、蓝三色按不同比率混合可以得到任意颜色。因此红、绿、蓝三种颜色称为三原色。

间色:两种原色混合得到的颜色称为间色。例如红色 + 绿色 = 黄色;红色 + 蓝色 = 品红(紫色);蓝色 + 绿色 = 青色。

复色:两种或两种以上的间色混合得到的颜色叫做复色。

补色:凡是混合后得到白色或灰色的两种色称为补色,补色都是相互的,如图2-52所示,蓝色 + 黄色 = 白色,品红 + 绿色 = 白色,红色 + 青色 = 白色。即绿色和品红色互为补色,蓝色与黄色互为补色,红色和青色互为补色。

（三）颜色的属性

物理学家麦克斯韦定义了颜色的三个变量,即色调(色相)、明度(明亮度)和饱和度(纯度),这就是颜色的三种属性。

色调是区分不同彩色的特征。可见光谱不同波长的辐射在视觉上表现为各种色调,如红、橙、黄、绿、蓝、紫等。发光物体的色调取决于辐射的光谱的组成。非发光物体的色调与照明光源的光谱组成和该物体本身的光谱反射(或透射)的特性有关。

明度是人眼对所观察物体的明暗程度感觉。同一色调的明度不同表现为这种色调色彩深浅的差别。黑色明度最低,白色明度最高。发光物体的亮度越高,明度也越高,也就是人眼感觉越明亮。非发光物体的反射率越高,它的明度也越高。

饱和度表示彩色的纯洁度。可见光谱中各种单色光是最纯的彩色。物体颜色的饱和度取决于该物体的反射(或透射)光谱辐射的选择性程度。如果某物体对光谱中某一波长的反射率很高,而其他波长的反射很低或无反射,则表明它有很高的光谱选择性,这一物体颜色的饱和度就高。

颜色的三个基本属性——明度、色调、饱和度可以用一个三维空间纺锤体表示出来(图1-4-5)。垂直轴代表黑灰白系列的明度变化,顶端为白色,底端为黑色,中间是各种灰色的过渡。圆周上的各点代表光谱上各种不同的色调。从圆周向圆心过渡表示颜色的饱和度逐渐降低,同时从圆周沿锥面向上或向下过渡也表示饱和度的降低。同一圆平面内各点的明度相同。

(四) 颜色的混合

各种颜色可以通过两种或几种颜色混合得到。颜色混合有两种方式:色光混合和色料混合。

色光混合指不同颜色光的直接混合,该混合是颜色的相加混合。颜色的相加混合是几种颜色光同时或者快速先后刺激人的视觉器官,产生不同于原来颜色的新的颜色感觉。红 + 绿 + 蓝 =(红 + 绿)+ 蓝 = 黄 + 蓝 = 白(图 1-4-6)。

色料混合指在绘画、印刷中,颜料相混配色,属于相减混合。在白光照射下,颜料将某些光谱成分吸收,剩余的光谱成分反射呈现出颜料的颜色。例如黄颜料是因为白光中蓝色被吸收故呈现黄色(图 1-4-7)。

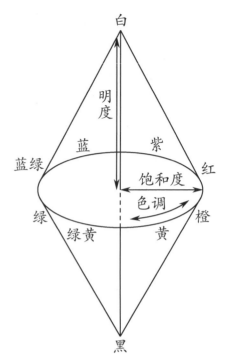

图 1-4-5　颜色属性图

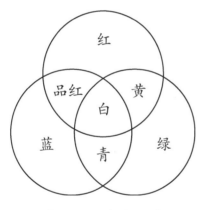

图 1-4-6　相加混合

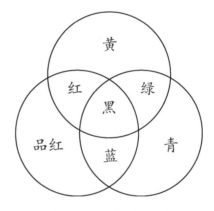

图 1-4-7　相减混合

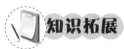 **知识拓展**

色品坐标和色品图

在颜色匹配试验中,与待测色达到颜色匹配时所需的三原色的数量称为三刺激值,一种颜色与一组红(R)、绿(G)和蓝(B)数值相对应,颜色感觉可以通过三刺激值来定量表示。

在颜色的研究和度量中,常用三刺激值在各自刺激值总量 $R+G+B$ 中所占比例来表示颜色。三刺激值 R、G、B 各自在三刺激值总量中所占比例,叫做颜色的色品。

选用红(R)、绿(G)和蓝(B)为三原色时,用 r、g、b 表示色品坐标。根据定义得:

$$r=\frac{R}{R+G+B}, \quad g=\frac{G}{R+G+B}, \quad b=\frac{B}{R+G+B}, \quad 且\ r+g+b=1$$

用 r 为横坐标,g 为纵坐标,由 r 和 g 所决定的平面上的点均某种与颜色相对应,这种表示颜色的平面,称为色品图。色品图上表示颜色的各点称为色品点(图1-4-8)。自然界所有可见光的谱色,其色品坐标(x、y)都在舌形曲线上(一条不闭合曲线),曲线上任意一点都对应一种波长的谱色光,底部从(B)—(R)的连线所代表的颜色称为非谱色。舌形曲线内部各点代表的是混合色。

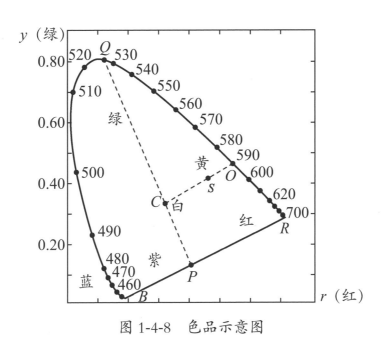

图 1-4-8　色品示意图

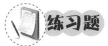

一、单选题

1. 可见光谱的波长范围为

　　A. 380~760nm　　　　B. 10^2~10^4nm　　　　C. 10~10^6nm　　　　D. 10^{-2}~10^6nm

2. 光密介质指

　　A. 折射率高的介质,折光能力强,但光速慢

　　B. 折射率高的介质,折光能力弱,但光速快

　　C. 折射率低的介质,折光能力弱,但光速快

　　D. 折射率低的介质,折光能力强,但光速慢

3. 关于线段符号下列说法正确的是,规定光线自左向右传播时

　　A. 由左向右为正,由光轴向上为正　　　　B. 由右向左为正,由光轴向上为正

　　C. 由左向右为正,由光轴向下为正　　　　D. 由右向左为正,由光轴向下为正

4. 单球面成像属于

    A. 完善成像   B. 不完善成像   C. 不确定   D. 以上都不对

5. 空气中 $f'=400mm$ 的光学系统,其屈光力为

    A. 4.00 屈光度   B. 0.25 屈光度   C. 2.50 屈光度   D. 0.40 屈光度

6. 下列哪种像差属于轴上点单色像差

    A. 球差   B. 彗差   C. 畸变   D. 像散

7. 在薄膜干涉实验中,采用哪种方法获得相干光的

    A. 分割波阵面法   B. 分割振幅法   C. 采用激光光源   D. 分解法

8. 在反恐中使用的闪光弹,利用的是

    A. 不适性眩光   B. 失能性眩光   C. 目盲眩光   D. 以上都不对

9. 下列哪个是光通量的单位

    A. 瓦特   B. 坎德拉   C. 勒克斯   D. 流明

二、简答题

1. 请简述几何光学中的四个基本定律,并列举日常生活中常见的例子。

2. 在许多光学镜头上均涂有增透膜,请简述增透膜的工作原理。

(丰新胜)

第二章
眼镜光学基础

•• 学 习 目 标 ••

1. 掌握球面透镜的定义、光学特性及镜片联合。
2. 掌握柱面透镜、球柱面透镜的定义、光学特性及镜片联合。
3. 掌握三棱镜的定义、光学特性、薄透镜的棱镜效应及移心。
4. 熟悉差异三棱镜的概念及应用。

眼的屈光不正包括近视、远视和散光三大类。由于形成的原因不同,各类的屈光不正在矫正时需要使用不同种类的镜片,如近视眼、远视眼需使用球面镜片矫正,散光眼需使用柱面镜片矫正,同时存在近视(或远视)和散光的眼需使用球柱面透镜矫正,而其中的原因也是由于不同的镜片具有不同的光学特性。

另外,还有一类常用镜片称为三棱镜,三棱镜的光学特性决定了其可以用来矫正斜视,因此掌握好各类镜片的光学特性非常重要。

第一节 球 面 透 镜

一、透镜的概念

由两个折射面构成的透明介质称为透镜。透镜的两个折射面可以是球面、平面或非球面。

透镜按照形状以及对光线的作用可分为两类:①中央比边缘厚的透镜称为凸透镜,也称为正透镜或会聚透镜;②中央比边缘薄的透镜称为凹透镜,也称为负透镜或发散透镜。

按照镜片截面的形状,两类透镜又分别有三种形式,凸透镜包括双凸透镜、平凸透镜和新月凸透镜;凹透镜包括双凹透镜、平凹透镜和新月凹透镜(图2-1-1)。

透镜的形式

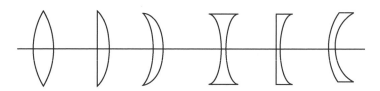

图 2-1-1　透镜形式

从左至右：双凸透镜、平凸透镜、新月凸透镜、双凹透镜、平凹透镜、新月凹透镜

二、透镜的成像

与主轴平行的光线，在经过凸透镜后，会聚于焦点；而经过凹透镜后发散，需做反向延长才能聚焦，形成虚焦点（图 2-1-2）。

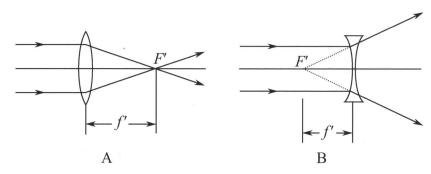

图 2-1-2　两种透镜对平行光束的作用示意图

A. 凸透镜使平行光束会聚于焦点 F'；B. 凹透镜使平行光束发散，反向延长线后交于虚焦点 F'

当透镜两个折射面为同轴球面，厚度可被认为接近零（即为薄透镜），置于空气中，物体通过透镜成像（图 2-1-3），成像位置可使用高斯公式进行计算：

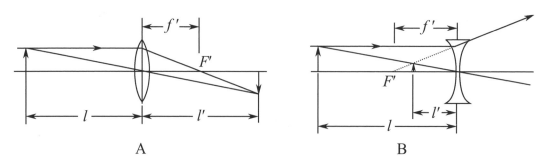

图 2-1-3　两种透镜成像原理示意图

A. 凸透镜成像；B. 凹透镜成像

其中 l 为物距，l' 为像距，f' 为焦距

$$\frac{1}{l'} - \frac{1}{l} = \frac{1}{f} \qquad (2\text{-}1\text{-}1)$$

其中,l'为像距,l为物距,f为焦距。

高斯公式变形后可以得到:$\dfrac{1}{l} + \dfrac{1}{f} = \dfrac{1}{l'}$,物距的倒

数即为透镜前光束的聚散度U,焦距的倒数即为透镜

的屈光度D,像距的倒数即为经过透镜后的光束的聚散度V,也就是$U+D=V$(图2-1-4),使

用聚散度的概念可以更容易地理解透镜成像公式。

> **高斯公式**

三、球面透镜的光学特性

透镜前后两个面均由球面组成时称为球面透镜,球面透镜是日常工作中最常使用的一种透镜,其具有以下几条光学特性:

1. 球面透镜具有屈折光线和聚焦的能力 平行光束经过正球面透镜会聚于焦点F'。平行光束经过负球面透镜后发散,反向延长线会聚于虚焦点F'(图2-1-5)。

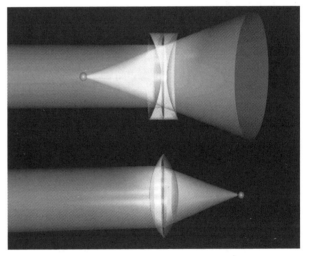

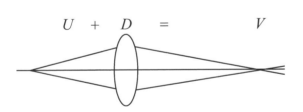

图 2-1-4 透镜成像示意图
U为物体所发出光束的聚散度,D为透镜的屈光度,V为经过透镜后光束的聚散度

图 2-1-5 球面透镜具有屈折光线和聚焦的能力

光线经过凹透镜后发散,而经过凸透镜后会聚

📝 **知识拓展** ....

人眼在调节静止状态下是一个具有+58.64D的凸透镜,故当看外界无限远处的物体时,平行光线进入眼睛会发生会聚,焦点的位置即为成像的位置。

近视指在眼睛调节静止的状态下,无限远处的平行光线经眼的屈光系统后成像在视网膜前。即平行光线在人眼这个凸透镜的作用下,焦点位置较视网膜靠前,故在矫正近视

时,需使用具有发散作用的凹透镜以使焦点落在视网膜上。

远视指在眼睛调节静止的状态下,无限远处的平行光线经眼的屈光系统后成像在视网膜后。即平行光线在眼睛这个凸透镜的作用下,焦点位置较视网膜靠后,故在矫正远视时,需使用同样具有会聚作用的凸透镜以使焦点落在视网膜上。

2. 球面透镜各子午线上屈折光线能力相等 球面透镜各方向上的曲率半径相等,所以球面透镜各子午线上屈折光线的能力也都相同,即透镜各方向上具有相同的屈光力。

经球面透镜后每个子午线上的光线聚散度都是一样的,即平行光束会在各个子午线上具有相同的会聚或发散程度,所以会同时在焦点处成像,在非焦点处均成像一个圆形的模糊光斑。

知识拓展

正视眼在眼内成像时,焦点恰好落在视网膜上,故视网膜可以成清晰的点像;而近视眼和远视眼在眼内成像时,由于焦点分别位于视网膜之前和视网膜之后,故在未矫正时视网膜上均形成一个模糊光斑,而模糊光斑的直径决定了顾客注视外界物体的清晰度(图2-1-6)。

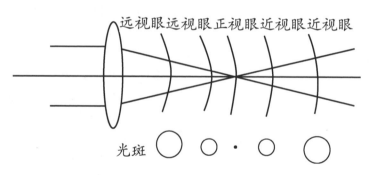

图 2-1-6 不同屈光状态在视网膜上成像示意图
正视眼在视网膜成清晰点像,而近视和远视均成模糊
光斑,且光斑直径越大,像越模糊

四、球面透镜的视觉像移

通过移动的镜片观察到注视目标也在移动的现象称为视觉像移。视觉像移是一种可以给镜片快速定性的简便、准确的方法。

球面透镜的视觉像移

将负球镜置于眼前,上下平移时,所见目标也随之上下移动,目标动向与镜片平移方向一致,称为顺动。

将正球镜置于眼前时,上下移动镜片,会发现目标逆镜片移动方向而动,称为逆动(图2-1-7)。

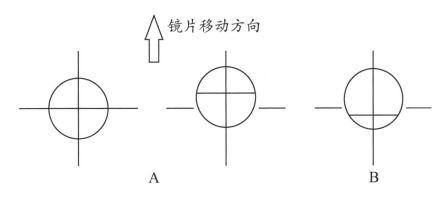

镜片移动方向

图 2-1-7 球面透镜视觉像移

当将镜片向上方移动时,A图示通过负球镜观察到的十字目标上
移,即顺动;B图示通过正球镜观察到的十字目标下移,即逆动

负镜片出现顺动,正镜片出现逆动的现象并不仅仅体现在水平和垂直方向上,当我们前后移动镜片时,也会出现相类似的视觉像移现象。

我们根据视觉像移现象,除了可以判断镜片的性质,同时还可以测量镜片的屈光度。例如我们拿一个镜片在眼前平移,出现顺动现象,说明此片为负镜片,我们拿镜片箱中的正镜片与之叠合、密接后,在眼前移动镜片组,如出现顺动应该增加正镜片度数,而逆动则应该减小正镜片度数。当出现不动现象时,镜片箱中镜片刚好与测量镜片中和,二者屈光度大小相同,符号相反,如式(1-1-11),这种方法就是视觉像移法中和镜片。

五、球面透镜的顶焦度

屈光力用来表示透镜对光束的屈折能力。透镜到焦点的距离即为焦距,如图2-1-8所示,而焦距以米为单位的倒数就是透镜的屈光力,即:

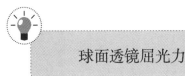

球面透镜屈光力

$$D=1/f \qquad (2\text{-}1\text{-}2)$$

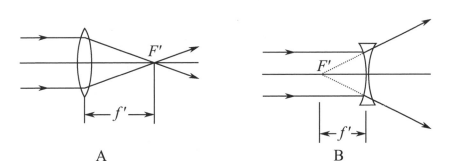

图 2-1-8 透镜的焦距

A.f'为凸透镜的焦距,为正值;B.f'为凹透镜的焦距,为负值

屈光力的单位是屈光度,用 D 表示(因为屈光度是以米为单位的焦距的倒数,所以也有学者用 m^{-1} 来表示屈光度)。也就是说当凸透镜的焦距为 1m 时,透镜的屈光力就是 +1.00DS;凸透镜的焦距为 0.5m 时,透镜的屈光力就是 +2.00DS。

透镜的屈光力严格地说应该从主点进行测量,但因为我们使用的镜片多是新月形的镜片,主点的位置会随镜片的面弯和厚度发生变化,又因为我们使用的镜片多是薄透镜,所以为了测量方便就规定了所有镜片的屈光力都使用顶焦度。也就是镜片顶点到焦点的距离用米为单位时的倒数就是顶焦度,测量顶焦度的仪器被称为顶焦度计。

在测量单光镜片和多焦点镜片(双光、三光和渐变焦镜片)的远用区时规定使用后顶点焦度,也就是测量单光和多焦点镜片远用光区时镜片后表面放在接触圈上,凹面朝下进行测量(通常使用的测量方法)。测量多焦点镜片的近用区时使用前顶点焦度,即测量多焦点镜片近用光区时把镜片反置,凹面朝上,镜片前表面放置在接触圈上进行测量(图 2-1-9)。

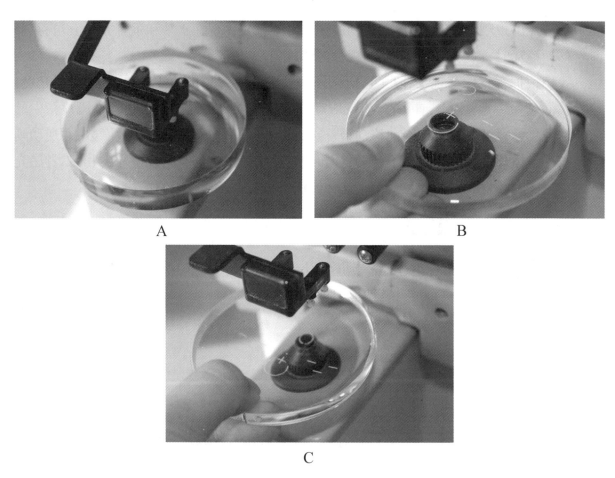

图 2-1-9 镜片顶焦度

A. 单光镜片测量后顶点焦度;B. 多焦点镜片远用区测量后顶点焦度;C. 多焦点镜片近用区测量前顶点焦度

六、球面透镜的面镜度

球面透镜由前后两个折射面组成,研究表明,每一个折射面都各自具有屈光度,我们把它称为面镜度(面镜度也就是日常所说的弯度,3.00D 的面镜度就是 300 弯),前后两个折射面的面镜度之和就等于镜片的顶焦度。面镜度可以通过公式计算求得:

$$F=\frac{n'-n}{r} \tag{2-1-3}$$

其中,F 为面镜度,n' 为折射面后方的介质折射率,n 为折射面前方的介质折射率,r 为折射面的曲率半径(以米为单位)。

使用这个公式可以计算任意单一折射面的面镜度。当折射面为平面时,公式中的分母曲率半径即为无限大,所以无论折射率之差是什么情况,屈光度都为零,如我们日常见到的玻璃两面均为平面,所以玻璃无论在空气中还是水中的屈光度总是为零。

而对于有两个折射面的透镜而言,假设透镜前表面的面镜度为 F_1,前面曲率半径为 r_1,后表面的面镜度为 F_2,后面曲率半径 r_2,透镜折射率为 n,当透镜置于空气中时,则 F_1 与 F_2 的计算公式如下:

面镜度计算公式

$$F_1=\frac{n-1}{r_1} \quad F_2=\frac{1-n}{r_2}$$

薄透镜公式(透镜制造公式):$F=F_1+F_2=(n-1)\left(\dfrac{1}{r_1}-\dfrac{1}{r_2}\right)$ $\tag{2-1-4}$

厚透镜公式:$F=F_1+F_2-\dfrac{d}{n}F_1F_2$ $\tag{2-1-5}$

在日常工作中,面镜度可使用镜度表测量(图 2-1-10)。镜度表是通过测量镜片矢高从而推算出曲率半径,一般按照折射率为 1.523 设计出表面的刻度,通过它可以方便快捷的测量出镜片的面镜度。当镜片的折射率恰好为 1.523 时,镜度表测得的前后两面镜度之和即为镜片的屈光度,例如:前表面测得面镜度 F_1=+3.00D,后表面测得面镜度 F_2=−6.00D,则镜片的屈光度为 $F=F_1+F_2$=−3.00D。

如果镜片折射率不等于 1.523(即镜片折射率不等于镜度表折射率)时,我们可以使用公式求得镜片屈光度:

$$F=\frac{n-1}{1.523-1}\times(F_1+F_2) \tag{2-1-6}$$

其中,n 是镜片折射率,F_1 是镜度表测得镜片前表面读数,F_2 是镜度表测得镜片后表面读数。1.523 为默认的镜

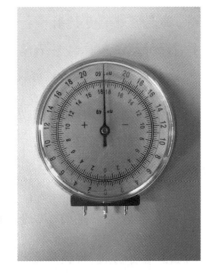

图 2-1-10 镜度表

度表折射率,如使用的镜度表为其他折射率,则此处将1.523替换为实际镜度表的折射率。

例题 当镜片折射率为1.7时,同样测得前表面面镜度 F_1=+3.00D,后表面测得面镜度 F_2=-6.00D,则镜片的屈光度为:

解: $$F=\frac{n-1}{1.523-1} \times (F_1+F_2)=\frac{1.7-1}{1.523-1} \times (3-6)=-4.00D$$

相同的道理,如果我们测得镜片的屈光度和前后面的面镜度后,也可以通过公式计算出镜片的折射率:

$$n=1+0.523 \times \frac{F}{F_1+F_2} \tag{2-1-7}$$

其中,n 是镜片的折射率,F 是镜片的屈光度,F_1 是镜片前表面的面镜度,F_2 是镜片后表面的面镜度。

例题 镜片的前表面测得面镜度 F_1=+1.00D,后表面测得面镜度 F_2=-8.25D,顶焦度计测得镜片的屈光度为 -7.75D,则镜片的折射率为:

解: $$n=1+0.523 \times \frac{F}{F_1+F_2}=n=1+0.523 \times \frac{-7.75}{-8.25+1.00}=1.559$$

那么,这个镜片的折射率应该是1.56的,这种方法计算的折射率会比真实的折射率稍稍偏低。

 知识拓展

1. 面镜度在眼镜装配加工中有指导意义,磨边时我们一般将镜片尖边的弯度按照镜片的基准弯度进行调整,根据镜片的基弯在磨边机上进行设置尖边位置(近视镜片前表面的弯度、远视镜片后表面的弯度被定为基弯),眼镜加工时我们可使用镜度表来测量镜片基准面的弯度。

2. 面镜度在眼屈光学中也有非常重要的意义,我们在计算眼的各屈光介质屈光力时,都是通过测量折射率和曲率半径来求得各屈光介质的屈光力。如角膜前表面曲率半径7.7mm,后表面曲率半径6.8mm,角膜的折射率为1.376,前方为空气折射率为1,后方为房水折射率为1.336,角膜中心厚度 t=0.000 5m。

那么前表面的屈光力 $$F_1=\frac{1.376-1}{0.0077}=48.83D$$

后表面的屈光力 $$F_2=\frac{1.336-1.376}{0.0068}=-5.88D$$

角膜总的屈光力(厚透镜计算公式):$F=F_1+F_2-\frac{d}{n}F_1F_2=43.05D$,我们知道人眼屈光力的2/3来自角膜,角膜屈光力较大的主要原因就是角膜前方是折射率为1的空气,如果我们游泳或潜水时进入了水中,则角膜前变成了折射率为1.33的水,角膜前表面的屈光力急剧减小,就变成了一个 +44D 左右的远视眼,此时就看不清眼前任何物体了,配戴游泳眼镜就是为了保证进入水中眼前仍有空气的存在,只有这样我们才能看到奇妙多彩的水中世界。

七、透镜的联合

透镜的联合指两块或两块以上的各种眼用透镜叠合、密接,透镜的联合用符号"⌒"或"/"来表示。球面透镜的联合直接将透镜求代数和的方法来获得。如 -1.00DS/-4.00DS=-5.00DS,-3.00DS/+5.00DS=+2.00DS。

八、透镜的有效镜度

同一镜片,镜眼距不同,产生不同的光学效果;不同镜片,镜眼距不同,产生相同光学效果,这种现象被称为透镜的有效镜度。

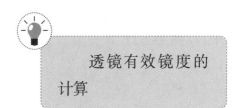

透镜有效镜度的计算

透镜的屈光度我们可以使用顶焦度计、镜度表、中和法等多种方法测得,但顾客配戴后是否刚好使用这么大的光学效果就不一定了,这和戴镜时的镜眼距有直接关系,我们可以通过下面的公式求得有效镜度。设透镜F,其焦距为:f',若其焦点位置固定,而将透镜 F 向焦点移动若干位置 d,则新透镜 F_e 的焦距 f'_e 应等于 $f'-d$,由图 2-1-11 可知:

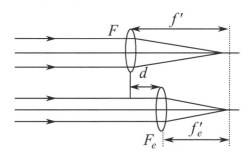

图 2-1-11　透镜的有效镜度

$$F_e=\frac{1}{f'_e}=\frac{1}{f'-d}=\frac{1}{\frac{1}{F'}-d}=\frac{F'}{1-dF'} \quad (2\text{-}1\text{-}8)$$

例题　F=+12.00D,戴 12mm 处,若改配隐形眼镜,应戴多少顶焦度?

解:
$$F_e=\frac{F'}{1-dF'}=\frac{12}{1-0.012\times 12}=+14.00D$$

即配戴 +14.00D 的隐形眼镜就相当于戴 +12.00D 的框架眼镜在眼前 12mm 处的光学效果。

第二节　球柱面透镜

一、柱面透镜

(一) 柱面透镜的概念

柱面透镜是沿圆柱玻璃体轴向切下来的一部分(图 2-2-1)。从图中可以清楚地看到柱面透镜的特点是一个面是平面(图中的内表面)没有屈光度,另一个面是圆柱体的一部分(图中的外表面)。圆柱体的面我们生活中也比较常见如水杯的外表面、圆珠笔的外表面等,它的一个方向是弯曲的,具有屈光度(图中的水平方向,即与轴垂直的方向),另一个方向是平的没有弯曲度(图中的垂直方向,即轴的方向)。所以柱面透镜的特点就是一个方向(轴位方向)没有屈光度,另外一个方向(轴位垂直方向)具有最大屈光度。

(二) 柱面透镜的光学特性

1. 平行光线通过柱面透镜形成一条与轴相平行的焦线 柱镜在轴的方向上无屈光力,在与轴垂直相交的方向上屈光力最大。换言之,当平行光线沿柱镜轴向投射时,全无屈折作用,即并不发生屈折。但若与轴成垂直方向投射,则有会聚或发散光线的屈光作用,屈折后形成无数焦点,连接成为一条直线,即为该透镜的焦线,该焦线方向与柱镜轴的方向平行(图 2-2-2)。

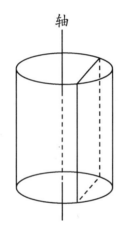 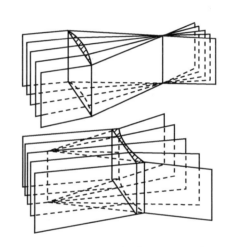

图 2-2-1 柱面透镜的形成　　图 2-2-2 柱面透镜的屈光作用
平行光线通过柱面透镜形成一条
与轴相平行的焦线

2. 柱镜性质(正柱镜或负柱镜)决定通过的光是会聚还是发散。平行光线通过正柱镜后会聚,形成实焦线;通过负柱镜后散开,将其反向延长后形成一虚焦线。

3. 柱面透镜各子午线上屈光力不等,且按规律周期变化。由上述知:轴的方向无屈光力,与轴垂直的方向具有最大屈光度,其他方向上的屈光力计算可依式 2-2-1:

$$F_\theta = F\sin^2\theta \tag{2-2-1}$$

其中,F 为柱镜具有的屈光力,F_θ 为与柱镜轴成 θ 夹角方向上的屈光力,θ 为所求方向与轴向间夹角。

例题 已知柱面透镜 $F=-4.00DC \times 180$,求 $30°$、$45°$、$60°$、$90°$、$120°$、$135°$、$150°$、$180°$ 方向的顶焦度。

解: $F_{30°}=-4 \times \sin^2 30°=-4 \times 1/4=-1.00D$

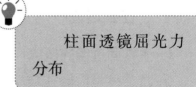

柱面透镜屈光力分布

$F_{45°}=-4\times\sin^2 45°=-4\times 1/2=-2.00D$

$F_{60°}=-4\times\sin^2 60°=-4\times 3/4=-3.00D$

$F_{90°}=-4\times\sin^2 90°=-4\times 1=-4.00D$

$F_{120°}=-4\times\sin^2 60°=-4\times 3/4=-3.00D$

$F_{135°}=-4\times\sin^2 45°=-4\times 1/2=-2.00D$

$F_{150°}=-4\times\sin^2 30°=-4\times 1/4=-1.00D$

$F_{180°}=-4\times\sin^2 0°=-4\times 0=0.00D$

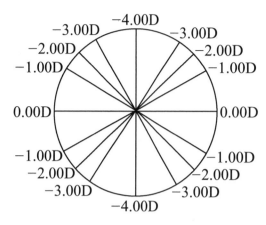

图 2-2-3 柱镜各子午线屈光度分布

从举例中可以看出:轴位方向没有屈光力,与轴位成30°方向具有1/4屈光力,与轴位成45°方向具有1/2屈光力,与轴位成60°方向具有3/4屈光力,与轴位垂直方向具有最大屈光力,这就是柱面透镜各子午线上屈光力不等,且按规律周期变化(图2-2-3)。

知识拓展

经柱面透镜后每个子午线上的光线聚散度是不一样的,所以平行光束会在各个子午线上具有不同的会聚或发散程度,轴位方向的光线聚散度为零,与轴位垂直方向的光线具有最大聚散度,所以圆形的平行光束经过柱面透镜后会在焦距处形成焦线,在非焦距处均成像一个椭圆形的模糊光斑(图2-2-4)。例如当圆柱状的平行光束经过 +2.00DC×90 的镜片,因镜片在90°方向没有屈光度,所以垂直方向的光线不会发生会聚,而180°方向具有 +2.00D 的屈光度,所以水平方向的光线经过镜片后具有 +2.00D 的聚散度,会在0.5米处会聚为一条焦线,在0.5米以内和以外均形成椭圆形的模糊光斑。

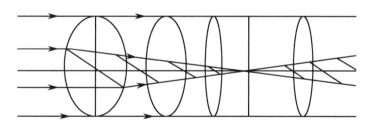

图 2-2-4 柱面透镜成像

(三)柱面透镜的视觉像移

通过柱面透镜观察远处目标,并将镜片延垂直方向上下平移或延水平方向左右平移时,所见目标会随镜片的移动出现顺动、逆动或不动状(图2-2-5)。目标呈不动状的方向即为柱面透镜的轴位方向。

当将镜片(以矢轴为轴)转动时,透过透镜所见目标将会扭曲变形。如果目标是一个

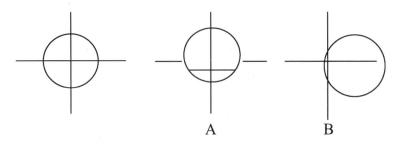

图 2-2-5 柱面透镜视觉像移

A. 镜片延垂直方向上下移动时,目标出现了逆动;B. 镜
片延水平方向左右移动时,目标未出现移动,则此柱镜
为轴位位于 180°的正柱镜

十字线,那么在镜片转动过程中十字线将会出现"合拢"相向运动,继而又"分开"运动,这种"合拢"和"分开"运动是呈周期性变化的,称之为"剪刀运动"(图 2-2-6)。这种现象是由柱面透镜各个子午线上具有的

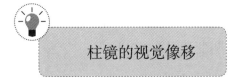

柱镜的视觉像移

屈光力不相同而造成的。是否存在剪动现象是判断镜片是否含有柱面透镜成份最快速、简便的方法。

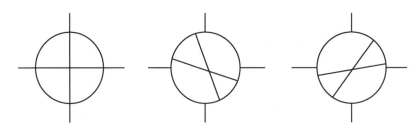

图 2-2-6 当以矢轴为轴转动柱面透镜时呈现的"剪刀运动"

(四)柱面透镜屈光力及轴向标示方法

柱镜的表示由柱镜度及轴位两部分组成,如 –2.00DC×180,即柱镜屈光度为 –2.00D,轴位为 180°,而根据前面所讲,该柱镜屈光力在 90°。柱镜屈光力等于焦线到透镜距离以米为单位时的倒数。

柱镜的轴向标示法共包括三种:

1. 标准标示法(TABO 法) 于 1904 年由光学学会提出作为国际标准。现为我国通用的轴向标示法。该法中,设定以患者双眼的左边为轴位的起始点,有关角度的表示如图 2-2-7 所示,其中水平方向不以"0"表示,而以"180"表示。

2. 鼻端轴向标示法 此法用图可表示为图 2-2-8。

3. 太阳穴轴向标示法 此法用图可表示为图 2-2-9。

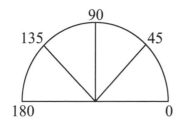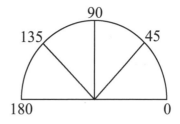

图 2-2-7　标准轴向标示法（TABO 法）

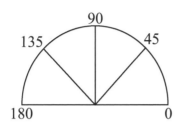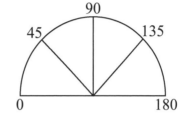

图 2-2-8　鼻端轴向标示法

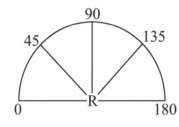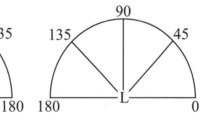

图 2-2-9　太阳穴轴向标示法

知识拓展

散光顾客在配戴柱镜后会发生视物变形的情况，下面就以以下三个例子说明：

顾客 A：R：-1.00DC×90　L：-1.00DC×90。

顾客 A 双眼散光轴位均在 90°，即 90°方向都是没有屈光力的，而在 180°方向具有-1.00D 屈光力。故配镜后顾客注视眼前目标时，像在 90°方向没有大小的变化，而在 180°方向会有缩小的现象，因此顾客会感觉看到的物体更瘦、更高了（图 2-2-10）。当双眼散光轴位在 180°时，顾客所看到的物体会更矮、更胖。

顾客 B：R：-1.00DC×45　L：-1.00DC×45。

顾客 B 双眼在 45°方向都是没有屈光力的，在 135°方向具有-1.00D 屈光力。双眼形成了一对向同一个方向倾斜的像，在双眼融像后，顾客就会感觉看到的物体均出现倾斜（图 2-2-11）。

顾客 C：R：-1.00DC×45　L：-1.00DC×135。

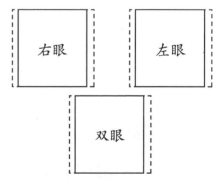

图 2-2-10　顾客配戴双眼散光轴位在垂直方向的柱镜后物像的变形

顾客 C 双眼分别在 45°、135° 方向没有屈光力,而右眼在 135°、左眼 45° 方向具有 –1.00D 的屈光力。双眼形成了两个异向倾斜的像,在双眼融像后顾客就会感觉看到的物体变成梯形(图 2-2-12)。

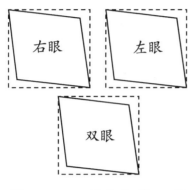

图 2-2-11 顾客配戴双眼散光轴位在斜轴方向的柱镜后物像的变形

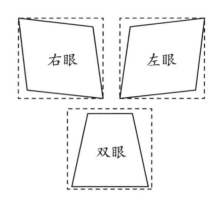

图 2-2-12 顾客配戴双眼散光轴位互相垂直的柱镜后物像的变形

(五) 柱面透镜的联合

1. 两个同轴柱镜的联合 使用求代数和方法,如 –1.00DC × 90/–2.50DC × 90=–3.50DC × 90。

2. 两个轴互相垂直柱镜的联合 可借助于光学十字线法,将两个轴位垂直的柱面透镜联合成为一个球柱面透镜的形式。光学十字线法是指用两个主子午线方向的屈光力来表示镜片的屈光状况,例如 –3.00DS 和 –2.00DC × 90 就可以分别用图 2-2-13 中的 A、B 来表示,光学十字与镜片的屈光度是恒等的。

例题 –1.00DC × 90/+2.00DC × 180,用光学十字表示如图 2-2-14:

联合结果为:+2.00DS/–3.00DC × 90 和 –1.00DS/+3.00DC × 180

二、球柱面透镜

(一) 球柱面透镜的概念
由球面透镜与柱面透镜结合而成,这种镜片一面为球面,另一面为复曲面。

(二) 球柱面透镜的光学特性
平行光束通过球柱面透镜将形成史氏光锥,球柱面透镜在两个主子午线方向具有不

光学十字的使用

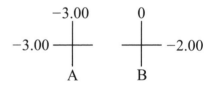

图 2-2-13 使用光学十字线表示透镜

A.–3.00 球镜,即各子午线均具有 –3.00D 屈光度;B.–2.00 × 90 柱镜,即 90° 轴的方向没有屈光度,与轴垂直的 180° 方向有最大 –2.00D 屈光力

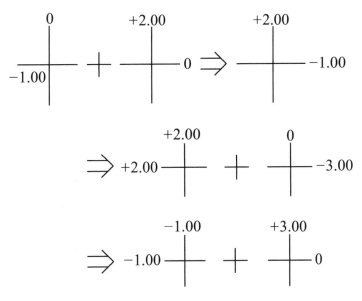

图 2-2-14 用光学十字线表示 $-1.00 \times 90 / +2.00 \times 180$

同的屈光度,即平行光束通过球柱面透镜后在两主子午线方向具有不同的聚散度(两主子午线方向具有不同的会聚和散开速度),分别在其焦距处成像,就形成了一个像散光束,称之为史氏光锥。

如 $+2.00DS / +2.00DC \times 180$ 的镜片,在水平方向和垂直方向分别具有 $+2.00D$ 和 $+4.00D$ 的屈光度,平行光束经过此镜片后垂直方向比水平方向具有更大的聚散度,即垂直方向比水平方向会聚的速度更快,所以圆

史氏光锥的含义

形的平行光束经过镜片后首先变成一个水平的椭圆,当垂直方向聚焦时,水平方向还没有完全聚焦,就形成了一条水平的焦线。垂直方向的光束经过焦线后变为发散光束,水平方向的光束仍然继续在会聚,当水平方向和垂直方向的直径相同时,则会形成一个正圆形的最小弥散圆,当水平方向聚焦时,则会形成一条垂直的焦线,水平方向聚焦后两个方向均变为发散光束,但因垂直方向的发散度更大,所以会形成一个垂直的椭圆(图 2-2-15),所

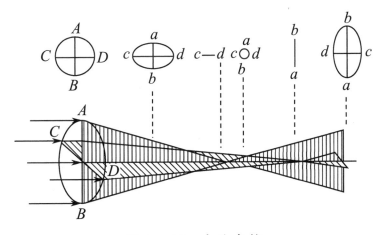

图 2-2-15 史氏光锥

61

有的球柱面透镜和散光眼均是如此成像。

(三) 球柱面透镜的屈光力表示

1. 球柱面透镜的屈光由三部分组成:球镜度/柱镜度×轴位,如 -3.50DS/-1.00DC×90。

2. 球柱面透镜可分解为两个正交柱镜。将下列透镜用正交柱面形式表示:

+0.50DS/-0.25DC×180=+0.25DC×180/+0.50DC×90

-1.75DS/-1.50DC×90=-1.75DC×180/-3.25DC×90

+4.25DS/+1.75DC×180=+4.25DC×90/+6.00DC×180

-2.00DS/+4.00DC×90=-2.00DC×180/+2.00DC×90

3. 两个正交柱镜也可合并成为球柱面透镜(即轴互相垂直的两柱镜联合后成为球柱面透镜)。即在表示同一球柱面透镜时有两种表示形式:一为球、柱联合形式,一为两个柱镜正交形式,我们在日常工作时使用的球、柱联合形式只是一种习惯而已,通常单纯散光和复性散光镜片球柱透镜使用同一符号表示,混合散光使用负散轴位表示。

通过上述镜片的特性我们得出,球柱面透镜均有两种书写形式,它们之间互相转换符合光学恒等变换的规则,掌握该规则,不用十字图即可直接迅速写出联合结果:

新球面透镜的顶焦度 = 原球面透镜与原柱面透镜顶焦度之代数和

新柱面透镜的顶焦度 = 原柱面透镜顶焦度的相反数

新轴位 = 原轴位 +90(原轴位小于等于 90)或原轴位 -90(原轴位大于 90)

这就是所谓的翻转轴:"求和、变号、转轴"。

例题　+2.00DS/+2.00DC×90=+4.00DS/-2.00DC×180

-6.50DS/+2.50DC×90=-4.00DS/-2.50DC×180

-0.50DS/+1.00DC×90=+0.50DS/-1.00DC×180

+1.75DS/+0.75DC×180=+2.50DS/-0.75DC×90

(四) 球柱面透镜的联合

1. 同轴位的球柱面透镜联合　仍按照求代数和方法进行计算。

2. 轴位互相垂直的球柱镜联合　可以先合并同类项,再按照光学十字线或恒等变换的方法求得。

例题　求 +0.75DC×90/-1.25DC×180 联合 +2.50DS/-1.25DC×180 联合 -1.25DS/+3.75DC×90 后的镜片。

解:先进行球镜联合:+2.50DS/-1.25DS=+1.25DS

再进行同轴柱镜联合:+0.75DC×90/+3.75DC×90=+4.50DC×90

-1.25DC×180/-1.25DC×180=-2.50DC×180=-2.50DS/+2.50DC×90

联合结果:-1.25DS/+7.00DC×90

第三节 三 棱 镜

一、三棱镜的定义

三棱镜是由透明物质的两个平面相交所夹的一个楔形部分,由底、顶(尖)、折射面组成。

如图 2-3-1 所示,ABDC 面和 ABEF 面是两个折射平面,光线在这两个平面上产生折射;AB 线是三棱镜的棱(或顶、尖);CDEF 面是三棱镜的底面(基底);ACE 是三棱镜主(横)截面;∠CAE 是三棱镜的顶角。我们通常用三棱镜的主截面来描述三棱镜的特性(图 2-3-2)。

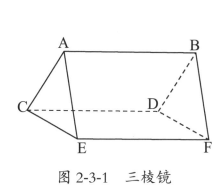

图 2-3-1 三棱镜

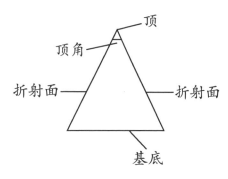

图 2-3-2 三棱镜主截面

图 2-3-3A 所示是一个圆形三棱镜,该形状是截取部分柱形三棱镜磨成圆形后,镶嵌在金属或塑料圈内,用刻线来标记三棱镜的尖和底。验光时常使用的是这种三棱镜。

图 2-3-3B 所示是一个条形三棱镜,它是将不同大小棱镜度的三棱镜排列起来使用,一般用于医生对患者的检查。

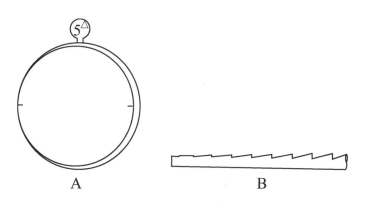

图 2-3-3 三棱镜

A 为验光时常用的圆形三棱镜;B 为医生检查时
常用的条形三棱镜

二、三棱镜的光学特性

1. 三棱镜对光线的传播不发生会聚或发散作用，仅改变传播方向 当三棱镜的两个折射面为平面时，则三棱镜对光线的传播不发生会聚或发散作用，仅改变传播方向而已（图2-3-4）。当三棱镜与有顶焦度的透镜叠加时，则对光线的传播既有发散或会聚作用，又有改变光的传播方向的作用。由这一特性，可矫正伴有隐斜视的屈光不正患者。

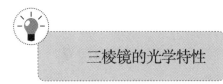

三棱镜的光学特性

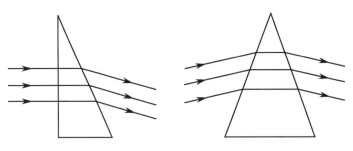

图 2-3-4 光线通过三棱镜后不发生会聚或发散，仅向基底方向偏折

2. 光线通过三棱镜后向基底方向偏折 光线在经三棱镜的两个折射面时，根据入射角的不同，可发生一次或两次折射。其偏折程度与光线的入射方向、三棱镜的顶角及棱镜的折射率有关，可根据光的折射定律计算得出。

 知识拓展

患有隐斜视的人，为保证眼睛正常视物，会努力或过度动用部分眼肌，以使物像落在双眼视网膜对应点上，从而容易造成视疲劳等症状，在验光配镜中，根据三棱镜可使光线向基底偏折这一特性，通常用它来矫正及解决隐斜视或集合功能障碍等问题。

对于内隐斜，要用基底向外的三棱镜矫正；反之，对于外隐斜，要用基底向内的三棱镜矫正。例如，一位双眼外隐斜的顾客，注视目标 A 点，如果不使用三棱镜的话，眼轴需要较大幅度的内转。而使用基底向内的三棱镜后，根据光线向基底偏折的特性，患者便可以在原来的眼位轻松地看见 A 点（图2-3-5）。

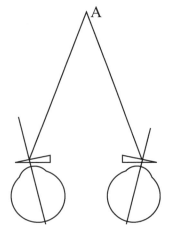

图 2-3-5 外隐斜加基底向内的棱镜缓解症状

3. 三棱镜的分光特性 由于不同颜色的光在同一种介质中的传播速度不同，介质对

其折射率也不同($n=c/v$),所以,由各种颜色的光组成的复色光通过三棱镜时,将会由于介质对不同颜色光的偏折程度不同而产生色散现象。

太阳发出白光经过三棱镜折射后会发生七种颜色分开,形成七色光谱。红光在介质中的传播速度最快,折射率最小;紫光在介质中的传播速最慢,折射率最大(图 2-3-6)。

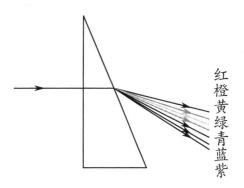

图 2-3-6 三棱镜的分光特性

三棱镜的棱镜度越大,其分光能力越强。由三棱镜的这一特性,我们可以解释高折射镜片边缘的彩虹现象。有少数以前戴低折射率镜片的人,换成高折射率镜片后,会感觉到镜片的边缘有彩虹现象,这是由于高折射率镜片边缘的棱镜度较大,其分光作用也较大,因而产生彩虹现象,这种现象会随着人的逐渐适应而消失。

三、三棱镜与单光镜片的关系

光线经过正透镜后,会聚于一点。那么经过 A 点和 B 点的光线偏折是不同的,显然,A 点偏折能力小,而 B 点偏折能力大。也就是说 B 点的棱镜度要大于 A 点的棱镜度。所以正球镜就是符合一定规律的、大小不等的棱镜组合并围绕光轴旋转后得到的透镜见图 2-3-7。

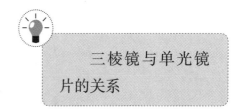

三棱镜与单光镜片的关系

同理,对于负透镜,B 点的棱镜度要大于 A 点的棱镜度。所以负球镜就是符合一定规律的、大小不等的棱镜组合并围绕光轴旋转后得到的透镜(图 2-3-8)。

对于柱镜,则是由一定规律的大小不等的棱镜组合并排列起来,组成正(底相对)负(顶相对)柱镜。无论是正透镜还是负透镜,其棱镜的效果都是近轴光线小而远轴光线大。

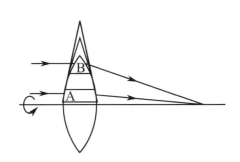

图 2-3-7 三棱镜与正透镜的关系
大小不等的棱镜组合并围绕光轴旋转

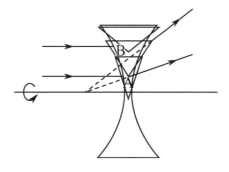

图 2-3-8 三棱镜与负透镜的关系
大小不等的棱镜组合并围绕光轴旋转

知识拓展

光是沿直线传播的,但当光线通过三棱镜后会向基底的方向偏移。而我们通常感知所看到的物体也是直线入眼的,因此,当我们通过三棱镜看物体时,会将A点物体经过三棱镜偏折后进入眼睛的光线看成是由物体A′点发出的光线沿直线传播进入眼睛。即通过三棱镜看物体时,物体是向顶方向偏移的,如图 2-3-9。由此我们也可以理解为什么戴凹透镜时,视物变小,而戴凸透镜时,视物变大,如图 2-3-10。虚线为实物大小,实线为通过透镜看物体大小。

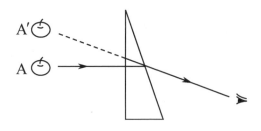

图 2-3-9 三棱镜使物像向顶端偏移

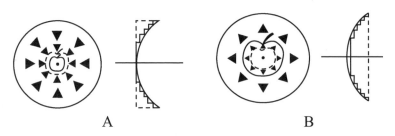

图 2-3-10 透镜对像大小的改变

A. 凹透镜由顶相对的大小不同的三棱镜旋转而成,物像向尖端偏移,故对物像有缩小作用;B. 凸透镜由底相对的大小不同的三棱镜旋转而成,物像向尖端偏移,故对物像有放大作用

四、三棱镜定度法及底向标示法

(一) 偏向角

偏向角就是光线通过三棱镜后,其出射方向与原来的入射方向之间的夹角(图 2-3-11)。偏向角的大小反映了三棱镜的折光能力。

(二) 棱镜的定度法

通常三棱镜有三种定度方法,分别为顶角法、棱镜度法和厘弧度法。

1. 顶角法 三棱镜两个折射面之间的夹角即为三棱镜的顶角(图 2-3-12)。如果顶角 $\alpha=4°$,则称为 4° 的三棱镜。用顶角的大小来定度三棱镜的大小,仅此一项是不够全面的,必须与三棱镜的折射率相关联。比如,在折射率一定的情况下,三棱镜的顶角越大,则其偏折光线的能力也越强。而在顶角一定的情况下,如果三棱镜的折射率越高,则其偏折光线的能力也越强。

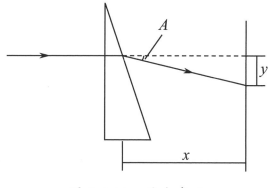

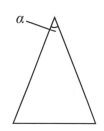

图 2-3-11　偏向角 A　　　　　　图 2-3-12　顶角法测三棱镜大小

2. 厘弧度法　以棱镜为中心,以 1m 为半径作圆弧,光线经过三棱镜后,在圆弧上偏移 1cm 圆弧长度,则该棱镜为 1 个厘弧度,记作 $1^\triangledown$(图 2-3-13)。

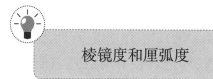

棱镜度和厘弧度

厘弧度与偏向角的关系:在一个圆中,围绕圆心旋转一周的角度是 360°,如果用弧度来表示则是 2π,其计算公式如下:

$$厘弧度 =1.745\,33 \times 偏向角 \tag{2-3-1}$$

3. 棱镜度法　是以偏向角大小为依据来判断棱镜对光线偏折能力大小的一种方法。其定义为:当光线经过三棱镜后,在 1m 远处偏移 1cm,则该棱镜为 1 个棱镜度,记为 $1^\triangle$(图 2-3-14)。

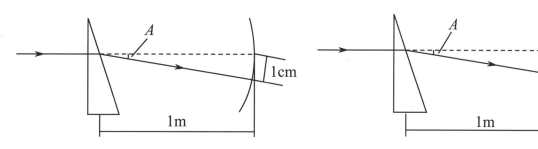

图 2-3-13　厘弧度法测三棱镜大小　　　　图 2-3-14　棱镜度法测三棱镜大小

也可以以偏向角正切的 100 倍作为 1 个棱镜度,此时 $\tan A=0.01$。这种方法较为客观简便,在眼镜学中,是以这种方法来定度三棱镜大小的。

棱镜度与厘弧度的关系如下:

$1^\triangledown =1^\triangle$

$10^\triangledown =10.03^\triangle$

$50^\triangledown =54.63^\triangle$

$100^\triangledown =155.74$

厘弧度法要较棱镜度法定度棱镜更为精确合理,但其计算和测量较为烦琐;而棱镜度法计算和应用较为方便,它可以直接简易地测量出视物位移的距离。通常在验光配镜时所用棱镜较小,一般不超过 $10^\triangle$,所以我们通常是使用棱镜度法来定度棱镜的大小的。

(三) 三棱镜的底向标示

当我们在标定三棱镜时,除了要标定三棱镜的大小,还要标定其基底的方向。我们目前常用的方法有两种:直角坐标法和 360° 法。

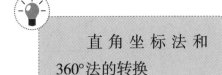

直角坐标法和 360° 法的转换

1. 直角坐标法 将三棱镜的基底朝向分别以水平和垂直两个方向来标示。即用上、下、内、外或 90°、270°、180°、0° 来表示棱镜基底的方向,分别记为 BU、BD、BI、BO。字母 B—Base(基底),U—Up(上),D—Down(下),I—In(内),O—Out(外) (图 2-3-15)。

请注意在水平方向上将角度与内、外进行换算时有左右眼之分。比如,右眼 B180° 可表示为 BO,而左眼 B180° 则表示为 BI。

2. 360° 法 在圆周 360° 范围内直接记录棱镜的基底朝向。如 $5^\triangle$B125°,表示 $5^\triangle$ 基底在 125° 方向。

这种方法可以不用标示左右眼,比较简便。通常在镜片表面棱镜度的研磨中要采用这种方法来表示。

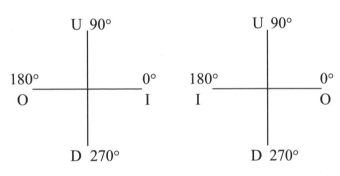

图 2-3-15 直角坐标底向标示法

3. 两种基底标示方法的转换

例题 在左眼前分别有 $3^\triangle$BU 和 $4^\triangle$BI 的两个三棱镜,请用 360° 法表示。

解:作图 2-3-16,

$P^2 = P_h^2 + P_v^2 = 3^2 + 4^2 = 25$

$P = 5^\triangle$

$\theta = \arctan 4/3 = 53°$

$53° + 90° = 143°$

所以,该棱镜为 $5^\triangle$B143°。

例题 请将棱镜 $6^\triangle$B210° 用直角坐标法表示。

解:作图 2-3-17

$\theta = 210° - 180° = 30°$

$P_h = P\cos\theta = 6 \times \cos 30° = 5.2^\triangle$

$P_v = P\sin\theta = 6 \times \sin 30° = 3^\triangle$

所以,用直角坐标表示为 $5.2^\triangle$B180° 和 $3^\triangle$B270°。

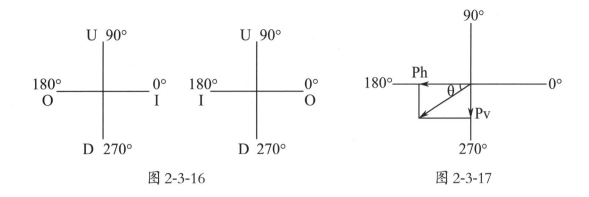

| 图 2-3-16 | 图 2-3-17 |

五、眼用透镜上任意一点的棱镜效应

前面提到,球面透镜是由大小不同的三棱镜旋转而成,柱面透镜是由大小不同的三棱镜单向排列而成,可见,在眼用透镜上,除了光学中心以外的所有点都是具有三棱镜效应的,而任意点所具有的三棱镜大小可通过公式计算得到,即:

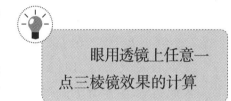

眼用透镜上任意一点三棱镜效果的计算

$$P=FC \tag{2-3-2}$$

其中,P 表示任意一点三棱镜的大小,F 表示透镜屈光度,C 表示任意一点到光学中心的距离(单位为 cm)。

而三棱镜的基底朝向取决于透镜的性质,如为凸透镜,则光心代表基底位置;如为凹透镜,则光心代表尖端位置。

例题 求眼用透镜 F=+3.00D 的光学中心正上方 3mm 处的三棱镜为多少?

解:F=+3.00D,C=0.3cm

$$P=FC=3 \times 0.3=0.9^{\triangle}BD$$

由于眼用透镜中包含着三棱镜,故当需要对隐斜视使用三棱镜矫正时,亦可以考虑通过透镜的移心来达到所需三棱镜的大小以及基底朝向。移心量可通过以下公式计算得到:

$$C=\frac{P}{F} \tag{2-3-3}$$

其中,C 表示移心距离(单位为 cm),P 表示所需三棱镜的大小,F 表示透镜屈光度。

而移心的方向也与透镜的性质相关,正透镜移心方向与所需三棱镜底方向相同;负透镜移心方向与所需三棱镜底方向相反。

例题 求 −4.00DS 为产生 $2^{\triangle}$ 底向下的三棱镜所需移心量及方向。

解:

$$C=\frac{P}{F}=\frac{2}{4}=0.5cm$$

由于是负透镜,移心方向与所需三棱镜底方向相反,所以向上移心 0.5cm。

值得注意的是,这里所提到的移心与加工普通透镜时的移心并不完全一致。加工普通镜片时,移心的目的是能够使眼对准光学中心,从而达到更好的视觉感受;而三棱镜中的移心,指在眼已经对准光学中心的基础上,再移动相应的距离及方向,从而达到所需的三棱镜效应。

六、差异三棱镜

两眼所遭遇的三棱镜效果之差称为差异三棱镜。由于人眼对差异三棱镜的耐受是有一定限度的,当超出耐受范围,则会出现不舒适的情况。

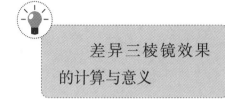

差异三棱镜效果的计算与意义

例题 一顾客处方为:R:−5.00DS,L:−6.00DS,远用瞳距:60mm,配戴眼镜光学中心距离为64mm(图2-3-18),求看远时双眼差异棱镜效果?

解:R:$P=C\times F=0.2\times5=1^{\triangle}BI$

L:$P=C\times F=0.2\times6=1.2^{\triangle}BI$

差异棱镜效果:$1^{\triangle}BI+1.2^{\triangle}BI=2.2^{\triangle}BI$

人眼在水平方向上能够耐受的差异三棱镜为15~30$^{\triangle}$,故此顾客不会出现由于差异三棱镜所造成的不舒适情况。

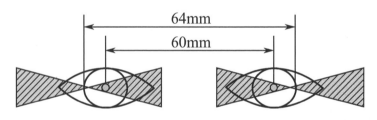

图2-3-18 差异三棱镜

例题 一顾客处方为:R:+2.00DS,L:+2.00DS,顾客从镜片光心下方5mm处看近,求此时双眼差异棱镜效果?

解:R:$P=C\times F=0.5\times2=1^{\triangle}BU$

L:$P=C\times F=0.5\times2=1^{\triangle}BU$

差异棱镜效果:$1^{\triangle}-1^{\triangle}=0$

人眼在垂直方向上能够耐受的差异三棱镜为1.5~3$^{\triangle}$,故此顾客不会出现由于差异三棱镜所造成的不舒适情况。

但如果顾客存在屈光参差,那么看近时往往会造成两眼所遭遇的差异三棱镜超出能够耐受的范围,从而出现不舒适,需要特别引起注意。

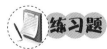练习题

一、单选题

1.( )为球面透镜中各界面对光线曲折的能力。

    A. 面镜度   B. 球面透镜度   C. 球镜度   D. 柱镜度

2. 一镜片外面镜面度为 +4.00D,内面镜面度为 –7.00D,折射率为 1.523,测该镜片顶焦度为（　　　）

    A. –3.00D   B. –4.00D   C. –3.50D   D. –3.25D

3. 屈光度为 2.00D 的薄透镜,物在透镜前 2m 处像在透镜后（　　　）处。

    A. 0.67m   B. 3.00m   C. 1.00m   D. 0.47m

4. （　　　）是指目标的动向与镜片平移方向一致。

    A. 顺动   B. 逆动   C. 移位   D. 移心

5. 通过（　　　）观察目标,当将镜片以矢轴为轴移动时,可见目标扭曲变形。

    A. 正球面透镜   B. 负球面透镜   C. 柱面透镜   D. 三棱镜

6. 当戴镜注视目标时,两眼所遇到的三棱镜（　　　）,即为差异三棱镜效果。

    A. 效果之差   B. 效果之和   C. 底向不同   D. 底向相同

二、简答题

1. 请简述柱面透镜 +2.00DC×180 在各子午线方向的屈光度分布（30°、45°、60°、90°、180°）。

2. 一球面透镜屈光度为 +8.00DS,则光心内侧 2mm 处具有多少三棱镜?

（邓振媛）

第三章
眼的解剖及生理

◦•学习目标•◦

1. 掌握眼球壁和眼内容物组成及形态特点。
2. 熟悉眼附属器的组成及功能。
3. 了解视路的基本结构。

眼是人体重要的感觉器官,能够接受外部的光刺激,并将光冲动传送到大脑中枢而引起视觉,由眼球、眼的附属器及视路三部分组成。

第一节 眼球的解剖及生理

眼球近似球体,位于眼眶前部,其前面是透明的角膜,其余为乳白色的巩膜,后面有视神经与颅内视路连接。正常眼球前后径出生时约 16mm,3 岁时达 23mm,成年时为 24mm(图 3-1-1)。眼球向前方平视时,一般突出于外侧眶缘 12~14mm,两眼球突出度相差通常不超过 2mm。

一、眼球壁

眼球壁可分为三层,外层为角膜和巩膜,中层为葡萄膜,内层为视网膜。

(一)外层

由前部透明的角膜和后部乳白色的巩膜共同构成眼球的外壁,起到保护眼内组织,维持眼球形态的作用。

1. 角膜 位于眼球前部中央,呈向前凸的透明组织结构,是眼的主要屈光介质,屈光力约为 +43.00D,约占眼总屈光力的 70%,屈光指数 1.376,横径约 11.5~12mm。角膜曲率半径的前表面约为 7.8mm,后表面约为 6.8mm。角膜厚度中央部约 0.5~0.55mm,周边部约 1mm。

组织学上从前向后分为五层(图 3-1-2):

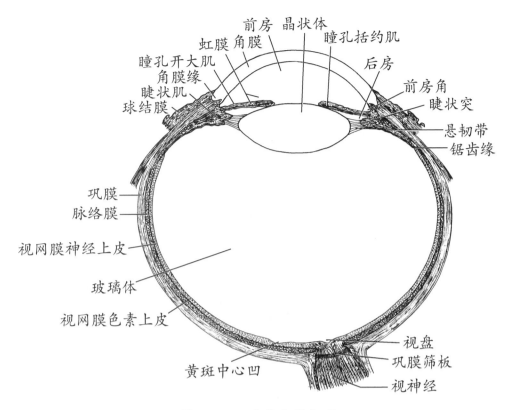

图 3-1-1 眼球水平切面

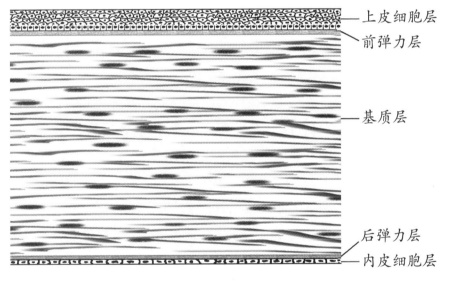

图 3-1-2 角膜的组织学分层

（1）上皮细胞层：由鳞状上皮细胞组成，排列特别整齐，易与其内面的前弹力层分离。上皮细胞再生能力强，损伤后修复较快且不遗留瘢痕。

角膜各层的特点

（2）前弹力层：为一层均质无细胞成分的透明膜，前弹力层损伤后不能再生，由瘢痕组织替代。

（3）基质层：占角膜厚度的 90%，由排列规则的胶原纤维束薄板组成，其间有角膜细胞和少数游走细胞,并有黏蛋白和糖蛋白填充。基质层损伤后组织修复形成胶原纤维,其直径和纤维间间隙改变而失去原先的交联结构,造成瘢痕。

(4) 后弹力层:为较坚韧的透明均质膜。后弹力层损伤后可再生。

(5) 内皮细胞层:由一层六角形扁平细胞构成。内皮细胞约 100 万个,随年龄增长而减少。细胞间形成紧密连接阻止房水进入细胞外间隙,具有角膜 - 房水屏障功能,可主动泵出水分以维持角膜的相对脱水状态,保持角膜的透明性。损伤后主要依靠邻近细胞扩张和移行来填补缺损区。若角膜内皮细胞损伤较多,则失去代偿功能,将造成角膜水肿和大泡性角膜病变。

角膜组织结构排列非常规则有序,具有透明性,以及良好的自我保护和修复特性。角膜富含感觉神经,由三叉神经的眼支支配,感觉十分敏锐。角膜无血管,其营养代谢主要来自房水、泪膜和角膜缘血管网。

2. 巩膜 由致密而相互交错的胶原纤维组成,质地坚韧,呈乳白色。前接角膜,内邻葡萄膜,在后部与视神经交接处巩膜分内外两层,外 2/3 移行于视神经鞘膜,内 1/3 呈网眼状,称巩膜筛板,视神经纤维束由此处穿出眼球。巩膜厚度各处不同,眼外肌附着处最薄(0.3mm),视神经周围最厚(1.0mm)。组织学上巩膜分为:表层巩膜、巩膜实质层和棕黑板层。

3. 角膜缘 是角膜和巩膜的移行区,又称角巩膜缘,由于透明的角膜嵌入不透明的巩膜内,并逐渐过渡到巩膜,一般认为角膜缘前界位于连接角膜前弹力层止端与后弹力层止端的平面,后界定于经过房角内的巩膜突或虹膜根部并垂直于眼表的平面,宽约1.5~2.5mm。角膜缘在组织学上是角膜干细胞所在之处,解剖结构上是前房角及房水引流系统的所在部位,临床上是许多内眼手术切口的标志部位。

(二) 中层

葡萄膜,又称血管膜、色素膜,富含黑色素和血管。由前到后为虹膜、睫状体和脉络膜。

1. 虹膜 为一圆盘状膜,由前面的基质层和后面的色素上皮层构成,表面有辐射状凹凸不平的皱褶称虹膜纹理和隐窝。虹膜的中央有一 2.5~4mm 的圆孔称为瞳孔。距瞳孔缘约 1.5mm 的虹膜上有一环形齿轮状隆起称为虹膜卷缩轮,此轮将虹膜分成瞳孔区和睫状区。虹膜周边与睫状体连接处为虹膜根部,此部很薄,当眼球受挫伤时,易从睫状体上离断。虹膜位于晶状体的前面,当晶状体脱位或手术摘除后,虹膜失去依托,在眼球转动时可发生虹膜震颤。虹膜内有两种排列方向不同的平滑肌,瞳孔开大肌和瞳孔括约肌,具有开大瞳孔和缩小瞳孔的作用。

瞳孔光反射为光线照射一侧眼时,引起两侧瞳孔缩小的反射。光照侧的瞳孔缩小称瞳孔直接光反射,对侧的瞳孔缩小称间接光反射。

虹膜的主要功能是根据外界光线的强弱,通过瞳孔反射路使瞳孔缩小或扩大,以调节进入眼内的光线,保证视网膜成像清晰。

2. 睫状体 睫状体主要由睫状肌和睫状上皮细胞组成,位于虹膜根部与脉络膜之间的宽约 6~7mm 的环状组织,其矢状面略呈三角形,睫状体前 1/3 较肥厚称睫状冠,宽约

2mm,富含血管,内表面有 70~80 个纵行放射状嵴样皱褶称睫状突,后 2/3 薄而平坦称睫状体扁平部。扁平部与脉络膜连接处呈锯齿状称锯齿缘,为睫状体后界。

睫状体有两个主要功能:睫状上皮细胞分泌和睫状突超滤过、弥散形成房水,睫状肌收缩通过晶状体起调节作用。

3. 脉络膜 为葡萄膜的后部,前起锯齿缘,后止于视盘周围,介于视网膜与巩膜之间,有丰富的血管和黑色素细胞,组成小叶状结构。脉络膜由三层血管组成:外侧的大血管层,中间的中血管层,内侧的毛细血管层,借玻璃膜与视网膜色素上皮相连。

脉络膜血供丰富,有营养及眼部温度调节作用;含丰富的黑色素,起到眼球遮光和暗房的作用。

(三) 内层

视网膜是一层透明的膜,位于脉络膜的内侧。

视网膜后极部有一无血管凹陷区,解剖上称中心凹,临床上称为黄斑,是由于该区含有丰富的黄色素而得名。其中央有一小凹,解剖上称中心小凹,临床上称为黄斑中心凹,是视网膜上视觉最敏锐的部位。黄斑区色素上皮细胞含有较多色素,因此在检眼镜下颜色较暗,中心凹处可见反光点称中心凹反射。

视盘,又称视乳头,是距黄斑鼻侧约 3mm,大小约 1.5mm × 1.75mm,境界清楚的橙红色略呈竖椭圆形的盘状结构,是视网膜上视觉神经纤维汇集组成视神经,向视觉中枢传递穿出眼球的部位,视盘中央有小凹陷区称视杯或杯凹。视盘上有视网膜中央动脉和静脉通过,并分支走行在视网膜上(图 3-1-3)。

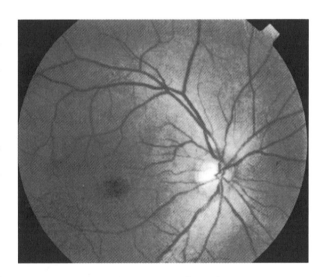

图 3-1-3 正常眼底

组织学上视网膜分 10 层(图 3-1-4),由外向内分别是:①视网膜色素上皮层,由单层的视网膜色素上皮细胞构成;②视锥、视杆层,由光感受器细胞的内、外节组成;③外界膜,为一薄网状膜;④外核层,由光感受器细胞核组成;⑤外丛状层,是视锥、视杆细胞的终球与双极细胞树突及水平细胞突起相联接的突触部位;⑥内核层,主要由双极细胞、水平细胞、无长突细胞及 Müller 细胞的细胞核组成;⑦内丛状层,主要是双极细胞、无长突细胞与神经节细胞相互接触形成突触的部位;⑧神经节细胞层,由神经节细胞核组成;⑨神经纤维层,由神经节细胞轴突即神经纤维构成;⑩内界膜,为介于视网膜和玻璃体间的一层薄膜。

视信息在视网膜内形成视觉神经冲动,以三级神经元传递,即光感受器-双极细胞-神经节细胞。光感受器是视网膜上的第一级神经元,分视杆细胞和视锥细胞两种。视杆细胞感弱光(暗视觉)和无色视觉,视锥细胞感强光(明视觉)和色觉。视锥细胞主要集中在黄斑区,在中心凹处只有视锥细胞,视力非常敏锐。当黄斑区病变时,视力明显下降。视杆细胞在中心凹处缺乏,距中心凹0.13mm处开始出现并逐渐增多,在5mm左右视杆细胞最多,再向周边又逐渐减少。当周边部视网膜病变时,视杆细胞受损则发生夜盲。视盘是神经纤维聚合组成视神经的始端,没有光感受器细胞,故无视觉功能,在视野中表现为生理盲点。

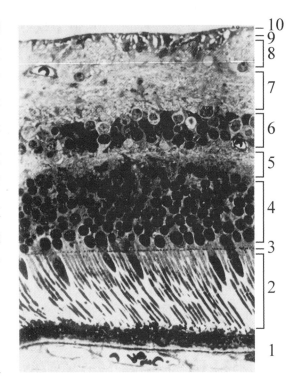

图 3-1-4 视网膜的组织分层

1. 色素上皮层 2. 视杆与视锥层 3. 外界膜 4. 外核层 5. 外丛状层 6. 内核层 7. 内丛状层 8. 视神经节细胞层 9. 神经纤维层 10. 内界膜

二、眼球内容物

包括房水、晶状体和玻璃体,是光线进入眼内到达视网膜的通路,它们与角膜一并称为眼的屈光介质。

(一)房水

为眼内透明液体,充满前房与后房。前房指角膜后面与虹膜和瞳孔区晶状体前面之间的眼球内腔,容积约0.2ml。前房中央部深约2.5~3mm,周边部渐浅。后房为虹膜后面、睫状体内侧、晶状体悬韧带前面和晶状体前侧面的环形间隙,容积约0.06ml。房水总量约占眼内容积的4%,处于动态循环中。

前房角是房水排出眼球外的主要通道,位于周边角膜与虹膜根部的连接处。前房角的外侧壁为角膜缘,从角膜后弹力层止端(Schwalbe线)至巩膜突;后内侧壁为睫状体的前端和虹膜根部。在前房角内可见到如下结构:Schwalbe线、小梁网和Schlemm管、巩膜突、睫状带和虹膜根部。

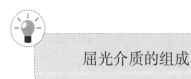

屈光介质的组成

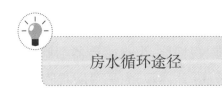

房水循环途径

房水循环途径为:睫状体产生,进入后房,越过瞳孔到达前房,再从前房角的小梁网进入Schlemm管,然后通过集液管和房水静脉,汇入巩膜表面的睫状前静脉,回流到血循环(图 3-1-5)。

房水的主要作用是营养角膜、晶状体和维持眼压。其分泌与排出保持相对平衡,当房水分泌过多或排出障碍时可出现眼压增高的现象。

(二) 晶状体

形如双凸透镜,是眼屈光介质的重要部分,相当于约 19D 的凸透镜,位于瞳孔和虹膜后面、玻璃体前面,由晶状体悬韧带与睫状体的冠部联系固定。晶状体前面的曲率半径约 10mm,后面约 6mm,晶状体由晶状体囊和晶状体纤维组成。囊为一层具有弹性的均质基底膜。晶状体纤维为赤道部上皮细胞向前、后极伸展、延长而成。随着年龄的增长,晶状体纤维不断生成并将原先的纤维挤向中心,逐渐硬化而形成晶状体核,晶状体核外较新的纤维称为晶状体皮质。

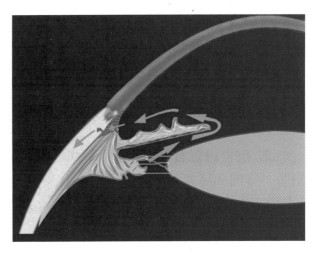

图 3-1-5 房水循环示意图

晶状体无血管,营养来自房水和玻璃体。当囊损伤或房水代谢发生改变时,可导致晶状体混浊。晶状体悬韧带源于睫状体的冠部和平坦部,附着在晶状体赤道部周围的前、后囊上,通过睫状肌的收缩、放松来共同完成眼的调节功能。当年龄在 40 岁左右,由于晶状体弹性减弱,其调节作用也随之下降,故出现"老花"。

(三) 玻璃体

为透明无色的胶质体,充满于玻璃体腔内,占眼球内容积的 4/5,约 4.5ml。玻璃体前面有一凹面称玻璃体凹,以容纳晶状体,其他部分与视网膜和睫状体相贴。

玻璃体是眼屈光介质的组成部分,并对晶状体、视网膜等周围组织有支持、减震和代谢作用。正常状况下的玻璃体呈凝胶状态,代谢缓慢,不能再生,具有塑形性、黏弹性和抗压缩性。随着年龄增长,玻璃体的胶原纤维支架结构塌陷或收缩,导致玻璃体液化、后脱离。

第二节 眼附属器的解剖和生理

眼附属器包括眼睑、结膜、泪器、眼外肌。具有保护、支持和运动眼球的作用。

一、眼睑

眼睑位于眼眶前部,覆盖于眼球表面,分上睑和下睑,其游离缘称睑缘。上、下睑缘间的裂隙称睑裂,其内外连结处分别称内眦和外眦。

正常平视时睑裂高度约 8mm,上睑遮盖角膜上部 1~2mm。内眦处有一小的肉样隆起称泪阜,为变态的皮肤组织。睑缘有前唇和后唇。前唇钝圆,有 2~3 行排列整齐的睫毛,毛囊周围有皮脂腺(Zeis 腺)及变态汗腺(Moll 腺)开口于毛囊。后唇呈直角,与眼球表面紧密接触。两唇间有一条灰色线乃皮肤与结膜的交界处。灰线与后唇之间有一排细孔,为睑板腺的开口。上下睑缘的内侧端各有一乳头状突起,其上有一小孔称泪点(图3-2-1)。

组织学上,眼睑从外向内分五层:

(1) 皮肤层:是人体最薄柔的皮肤之一,易形成皱褶;

(2) 皮下组织层:为疏松结缔组织和少量脂肪。肾病和局部炎症时容易出现水肿;

(3) 肌层:包括眼轮匝肌和提上睑肌。眼轮匝肌是横纹肌,肌纤维走行与睑裂平行呈环形,由面神经支配,司眼睑闭合。提上睑肌由动眼神经支配,提起上睑,开启睑裂。此肌起自眶尖视神经孔周围的总腱环,沿眶上壁至眶缘呈扇形分成前、中、后三部分:前部为

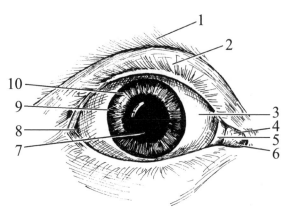

图 3-2-1　右眼睑的表面解剖

1.上睑沟　2.上睑　3.球结膜　4.泪阜
5.半月皱襞　6.内眦　7.瞳孔　8.外眦
9.角膜　10.虹膜

薄宽的腱膜穿过眶隔,止于睑板前面,部分纤维穿过眼轮匝肌止于上睑皮肤下,形成重睑;中部为一层平滑肌纤维(Müller 肌),受交感神经支配,附着于睑板上缘(下睑 Müller 肌起于下直肌,附着于睑板下缘),在交感神经兴奋时睑裂特别开大;后部亦为一腱膜,止于穹窿部结膜。

(4) 睑板层:由致密结缔组织形成的半月状结构,两端借内、外眦韧带固定于眼眶内外侧眶缘上。睑板内有若干与睑缘呈垂直方向排列的睑板腺(Meibomian 腺),是全身最大的皮脂腺,开口于睑缘,分泌脂质,参与泪膜的构成并对眼表面起润滑作用。

结膜的组成

(5) 结膜层:紧贴睑板后面的透明黏膜称睑结膜。

二、结膜

结膜是一层薄的半透明黏膜,柔软光滑且富弹性,分为睑结膜、球结膜及穹窿部结膜(图3-2-2)。这三部分结膜形成一个以睑裂为开口的囊状间隙,称结膜囊。近年的研究认为穹窿部结膜以及睑缘部结膜可能是结膜干细胞所在之处。

1. 睑结膜　与睑板牢固黏附不能被推动,正常情况下可见小血管走行和透见部分睑板腺管。上睑结膜距睑缘后唇约2mm处,有一与睑缘平行的浅沟,较易存留异物。

2. 球结膜　覆盖于眼球前部巩膜表面,止于角膜缘,是结膜的最薄和最透明部分,可被推动。球结膜与巩膜间有眼球筋膜疏松相连,在角膜缘附近3mm以内与眼球筋膜、巩膜融合。在泪阜的颞侧有一半月形球结膜皱褶称半月皱襞,相当于低等动物的第三眼睑。

3. 穹窿部结膜　此部结膜组织疏松,多皱褶,便于眼球活动。上方穹窿部有提上睑肌纤维附着,下方穹窿部有下直肌鞘纤维融入。

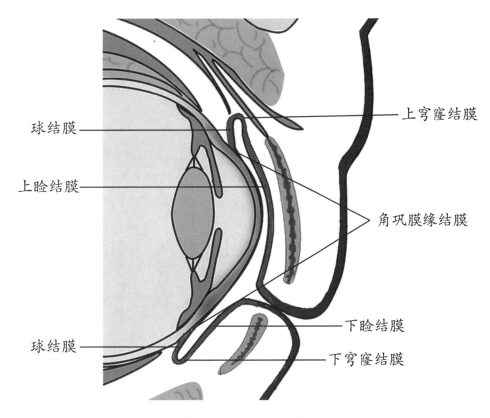

图 3-2-2 结膜示意图

三、泪器

泪器包括泪腺和泪道两部分(图 3-2-3)。

1. 泪腺 位于眼眶外上方的泪腺窝内,长约 20mm,宽 12mm,借结缔组织固定于眶骨膜上,提上睑肌外侧肌腱从中通过,将其分隔成较大的眶部泪腺和较小的睑部泪腺,正常时从眼睑不能触及。泪腺的排出管 10~12 根,开口于外侧上穹窿结膜。此外尚有位于穹窿结膜的 Krause 腺和 Wolfring 腺,分泌浆液,称副泪腺。

2. 泪道 是泪液的排出通道,包括上下睑的泪点、泪小管、泪囊和鼻泪管。

(1) 泪点:是泪液引流的起点,位于上、下睑缘后唇,距内眦约 6.0~6.5mm 的乳头状突起上,直径为 0.2~0.3mm 的小孔,贴附于眼球表面。

(2) 泪小管:为连接泪点与泪囊的小管。从泪点开始后的 1~2mm 泪小管与睑缘垂直,然后呈一直角转为水平位,长约 8mm。

(3) 泪囊:位于内眦韧带后面、泪骨的泪囊窝内。其上方为盲端,下方与鼻泪管相连接,长约 10mm,宽约 3mm。

(4) 鼻泪管:位于骨性鼻泪管内,上接泪囊,向下后稍外走行,开口于下鼻道,全长约 18mm。鼻泪管下端的开口处有一半月形瓣膜称 Hasner 瓣,有阀门作用。

泪液排出到结膜囊后,经眼睑瞬目运动分布于眼球的前表面,并汇聚于内眦处的泪湖,依赖于眼轮匝肌的"泪液泵"作用,由接触眼表面的泪点和泪小管,进入泪囊、鼻泪管

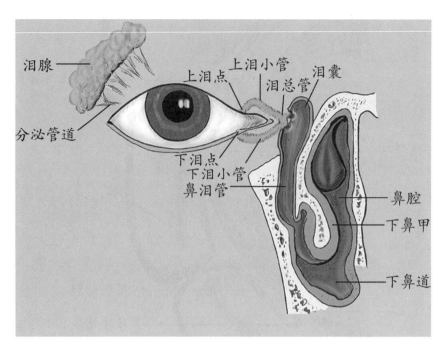

图 3-2-3 泪器示意图

到鼻腔。

泪膜是覆盖于眼球前表面的一层液体,为眼表结构的重要组成部分,泪膜分为三层:表面的脂质层,主要由睑板腺分泌形成;中间的水液层,主要由泪腺和副泪腺分泌形成;底部的黏蛋白层,主要由眼表上皮细胞及结膜杯状细胞分泌形成。泪膜的生理作用是润滑眼球表面,防止角膜结膜干燥,保持角膜光学特性,供给角膜氧气以及冲洗、抵御眼球表面异物和微生物。

四、眼外肌

眼外肌是司眼球运动的肌肉。每眼眼外肌有 6 条,即 4 条直肌和 2 条斜肌。4 条直肌为上直肌、下直肌、内直肌和外直肌(图 3-2-4),它们均起自眶尖部视神经孔周围的总腱环,分别附着于眼球前部的巩膜上。直肌止点距角膜缘不同,内直肌最近为 5.5mm,下直肌为 6.5mm,外直肌为 6.9mm,上直肌最远为 7.7mm(图 3-2-5)。

内外直肌收缩时除使眼球上、下转动的主要功能外,同时还有内转内旋、内转外旋的作用。2 条斜肌是上斜肌和下斜肌。上斜肌起自眶尖总腱环旁蝶骨体的骨膜,附着于眼球的外上巩膜处。下斜肌起自眼眶下壁前内侧上颌骨眶板近泪窝处,附着于赤道部后外侧的巩膜上。收缩时主要功能是分别使眼球内旋和外旋;其次要作用上斜肌为下转、外转,下斜肌为上转、外转。

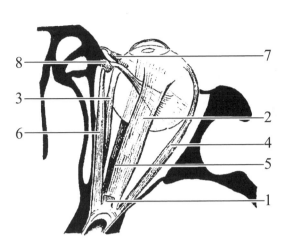

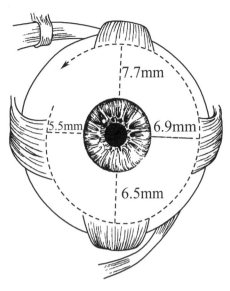

图 3-2-4　眼外肌示意图

1. 提上睑肌　2. 上直肌　3. 内直肌

4. 外直肌　5. 下直肌　6. 上斜肌

7. 下斜肌　8. 滑车

图 3-2-5　四条直肌止点距角膜缘的位置

第三节　视　路

视路是视觉信息从视网膜光感受器开始到大脑枕叶视中枢的传导路径。临床上通常指从视神经开始,经视交叉、视束、外侧膝状体、视放射到枕叶视中枢的神经传导通路(图 3-3-1)。

一、视神经

视神经是中枢神经系统的一部分。从视盘起至视交叉前脚这段神经称视神经,全长平均约 40mm。按其部位划分为:眼内段、眶内段、管内段和颅内段四部分。

1. 眼内段(通常称视神经乳头)　是从视盘开始,穿过巩膜筛板出眼球,长约 1mm。可分四部分:神经纤维层、筛板前层、筛板和筛板后区。

2. 眶内段　位于肌锥内,长约 25mm,以利于眼球转动。视神经外由视神经鞘膜包裹,此鞘膜是三层脑膜的延续。鞘膜间隙与颅内同名间隙连通,有脑脊液填充。

3. 管内段　即视神经通过颅骨视神经管的部分,长 4~9mm。鞘膜与骨膜紧密相连,以固定视神经。

4. 颅内段　为视神经出视神经骨管后进入颅内到达视交叉前脚的部分,长约为 10mm。

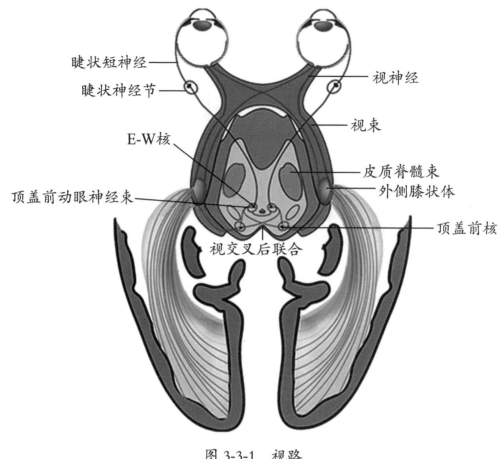

图 3-3-1 视路

睫状短神经
睫状神经节
E-W核
顶盖前动眼神经束
视神经
视束
皮质脊髓束
外侧膝状体
顶盖前核
视交叉后联合

二、视交叉

视交叉是两侧视神经交汇处,呈长方形,横径约为 12mm,前后径 8mm,厚 4mm 的神经组织。此处的神经纤维分二组,来自两眼视网膜的鼻侧纤维交叉至对侧,来自颞侧的纤维不交叉。黄斑部纤维占据视神经和视交叉中轴部的 80%~90%,亦分成交叉纤维和不交叉纤维。

视交叉与周围组织的解剖关系:前上方为大脑前动脉及前交通动脉,两侧为颈内动脉,下方为脑垂体,后上方为第三脑室。这些部位的病变都可侵及视交叉而表现为特征性的视野损害。

三、视束

视束为视神经纤维经视交叉后位置重新排列的一段神经束。离视交叉后分为二束绕大脑脚至外侧膝状体。来自下半部视网膜的神经纤维(包括交叉的和不交叉的)位于视束的外侧,来自上半部视网膜的神经纤维(包括交叉的和不交叉的)位于视束的内侧,黄斑部神经纤维起初位于中央,以后移向视束的背外侧。

四、外侧膝状体

外侧膝状体位于大脑脚外侧,卵圆形,由视网膜神经节细胞发出的神经纤维约 70% 在此与外侧膝状体的节细胞形成突触,换神经元(视路的第四级神经元)后再进入视放射。

五、视放射

视放射是联系外侧膝状体和枕叶皮质的神经纤维结构。换元后的神经纤维通过内囊和豆状核的后下方呈扇形散开,分成背侧、外侧及腹侧三束,绕侧脑室颞侧角到达枕叶。

六、视皮质

视皮质位于大脑枕叶皮质相当于 Brodmann 分区的 17、18、19 区,即距状裂上、下唇和枕叶纹状区,是大脑皮质中最薄的区域。每侧与双眼同侧一半的视网膜相关联,如左侧视皮质与左眼颞侧和右眼鼻侧视网膜相关联。

由于视觉纤维在视路各段排列不同,所以在神经系统某部位发生病变或损害时对视觉纤维的损害各异,表现为特定的视野异常。因此,检出这些视野缺损的特征性改变,对中枢神经系统病变的定位诊断具有重要意义。

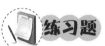 练习题

一、单选题

1. 眼球近似球形,其前后径平均为
   A. 21mm   B. 32mm   C. 24mm   D. 22mm
2. 葡萄膜的组成由前到后为
   A. 虹膜、瞳孔、睫状体   B. 虹膜、脉络膜、睫状体
   C. 虹膜、巩膜突、脉络膜   D. 虹膜、睫状体、脉络膜
3. 视神经分四段,不包括
   A. 眼内段   B. 眶内段   C. 管内段   D. 视交叉段
4. 在视网膜的感光细胞中感强光和色觉的是
   A. 视杆细胞   B. 视锥细胞   C. 视圆细胞   D. 双极细胞
5. 鼻泪管开口于
   A. 上鼻道   B. 中鼻道   C. 下鼻道   D. 鼻前庭
6. 眼球中起"暗房"作用的是
   A. 视网膜   B. 角膜和巩膜   C. 角膜   D. 葡萄膜
7. 角巩膜缘的宽度约为
   A. 0.9mm   B. 1mm   C. 0.5mm   D. 1.2mm
8. 巩膜最薄处位于

A. 与角膜连接处　　B. 眼外肌附着处　　C. 后板部　　D. 赤道部

9. 角膜受损后疼痛的原因是

A. 上皮细胞受损后不能再生　　B. 角膜自身无血管

C. 实质层纤维排列整齐　　D. 角膜含有丰富的神经末梢

10. 角膜组织哪层损伤后由瘢痕组织替代

A. 上皮细胞层　　B. 内皮细胞层　　C. 后弹力层　　D. 基质层

二、简答题

简述眼屈光系统的组成。

（李　波）

第四章

眼科检查

▸▸ 学 习 目 标 ◂◂

1. 掌握视力的检测方法。
2. 熟悉眼压的测量方法。
3. 了解眼科特殊检查。

眼科检查的目的是为了全面了解眼部病变的性质、部位以及功能损害的程度,眼科检查法是现代眼科学中进展最快的领域之一,随着现代科技的飞速发展,许多新的眼科检查方法不断涌现,对提高眼科学的整体诊断与治疗水平发挥了重要作用。

第一节 视 力 检 查

视力,即视锐度,主要反映黄斑区的视功能,可分为远、近视力,其中后者为阅读视力。视力是评估眼的结构、功能及视觉系统完整性的重要手段,视力好坏直接影响人的工作及生活能力,因此视力是视功能检查的首要项目。临床上≥1.0 的视力为正常视力,世界卫生组织(WHO)的标准规定,一个人较好眼的最佳矫正视力 <0.05 时为盲,较好眼的最佳矫正视力 <0.3、但≥0.05 时为低视力。

一、视力表的设计原理

视力表的基本原理是视角。视角指一物体两端发出的光在眼的节点上形成的角度,它由物体的大小和观察距离决定(图 4-1-1)。人眼所能分辨的两点间最小距离的视角为 1′视角,视力是视角的倒数,视角越小视力越好。当视角为 1′时,视力为 1/1′等于 1.0;视角为 10′时,则视力为 1/10′等于 0.1。

通常使用视角单位来设计视标,视标设计的基本单位为"1′视角"。笔画宽度为 1′视角的视标称为基本视标(图 4-1-2)。理论上远视力检查距离应为无限远,但实际中一定是使用有限的检查距离,因此,常规把标准检查距离定为 5m。视标的种类有很多,常见的有

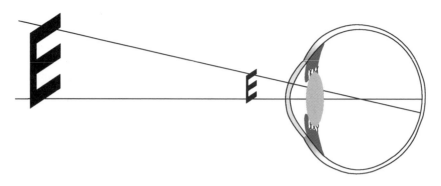

图 4-1-1　视角

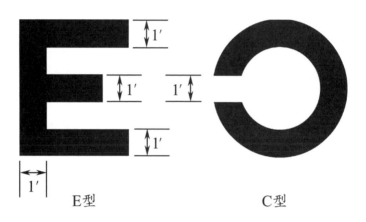

E 型　　　　　　　　　C 型

图 4-1-2　基本视标

Landolt 环、字母视标、翻滚 E、图形、数字及文字视标等。

视力计算公式为 $V=d/D$,V 为视力,d 为实际看见某视标的距离,D 为正常眼应当能看见该视标的距离。我国一般采用小数表示法。如国际标准视力表上 1.0 及 0.1 行视标分别为 5m 及 50m 处检测 1′角的视标。如果在 5m 处才能看清 50m 处的视标,代入上述公式,其视力 =5m/50m=0.1。有些国家不采用小数表示法,而是直接按上述公式的分数表示。将视力表置于 6m(或 20 英尺)处,其视力记录为 6/6、6/12、6/30、6/60,或 20/20、20/40、20/100、20/200 等,计算为小数分别为 1.0、0.5、0.2、0.1 等。

二、常用视力表

视力测定是借助于视力表,视力表的视标一般为 1′角视标,整个视标为 5′角,视标的形态有多种,最常见的视标为翻滚 E、英文字母或阿拉伯数字,还有 Landolt 带缺口的环形视标,儿童使用的简单图形视标。

1. 国际标准视力表　采用"E"字形视标,检查距离 5m,视标为调合级数递增,视力为等差级数(0.1~2.0)。

2. Snellen 视力表　欧美多用,视标为英文字母,检查距离为 20 英尺或 6m(图 4-1-3)。

3. 对数视力表　分数或小数视力表存在着视标增进率不均以及视力统计不科学的

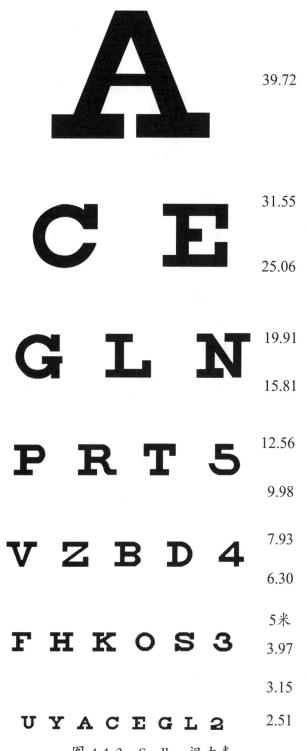

图 4-1-3 Snellen 视力表

缺点。例如视标0.1行比0.2行大1倍,而视标0.9行比1.0行仅大1/9,视力从0.1提高到0.2困难,而视力从0.9提高到1.0容易。20世纪60年代后期我国缪天荣设计了对数视力表,视标阶梯按倍数递增,视力计算按数字级递减,相邻两行视标大小之恒比为1.26倍,这种对数视力表采用5分记录法(图4-1-4)。

视力记录方法各国有所不同:我国一般采用小数制,检查距离为5m,记录为0.1~1.0、

标准对数视力表
温州医学院缪天荣教授创制

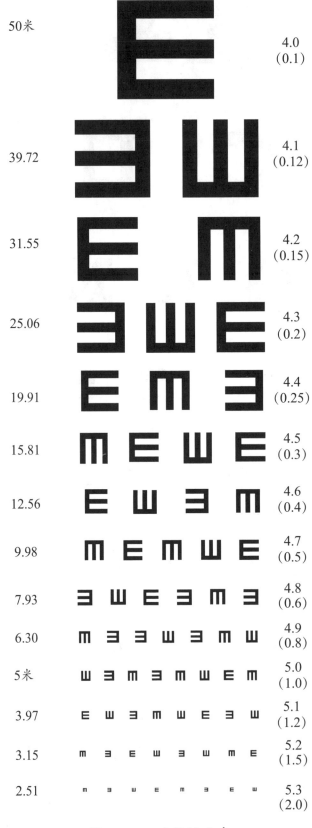

50米		4.0 (0.1)
39.72		4.1 (0.12)
31.55		4.2 (0.15)
25.06		4.3 (0.2)
19.91		4.4 (0.25)
15.81		4.5 (0.3)
12.56		4.6 (0.4)
9.98		4.7 (0.5)
7.93		4.8 (0.6)
6.30		4.9 (0.8)
5米		5.0 (1.0)
3.97		5.1 (1.2)
3.15		5.2 (1.5)
2.51		5.3 (2.0)

图 4-1-4 对数视力表

1.2、1.5 等；欧美国家多采用分数制，检查距离 6m，记录为 6/6、6/12、6/30、6/60 或 20/20、20/40、20/100、20/200 等。

三种视力表相应的记录数字比较见表 4-1-1。

表 4-1-1　三种视力表相应的记录数字比较

国际视力表	Snellen 视力表	对数视力表
1.0	20/20　6/6	5.0
0.9		
0.8	20/25	4.9
0.7		
0.6		4.8
0.5	20/40　6/12	4.7
0.4		4.6
0.3		4.5
0.2	20/100	4.3
0.1	20/200　6/60	4.0

三、视力检查法

视力检查须两眼分别进行，先右后左，可用手掌或小板遮盖另眼，但不要压迫眼球。视力表须有充足的光线照明。检查者用杆指着视力表的视标，嘱受试者说出或用手势表示该视标的缺口方向，逐行检查，找出受试者的最佳辨认行。

视力检查方法

1. 远视力检查　受检者距离视力表 5m，受检眼与 1.0 行高度一致，检测自上而下进行，要求受检者 3 秒内分辨出视标的缺口方向，记录受检者所能完全辨认的最小视标字符行，即为受检者的视力。

如受试者视力低于 1.0 时，须加针孔板检查，如视力有改进则可能是屈光不正，戴小孔镜可降低屈光不正的影响，故此查小孔视力可作眼病筛查的手段。如患者有眼镜应检查戴镜的矫正视力。

如果在 5m 处连最大的视标（0.1 行）也不能识别，则嘱患者逐步向视力表走近，直到识别视标为止。此时再根据 $V=d/D$ 的公式计算，如在 3m 处才看清 50m（0.1 行）的视标，其实际视力应为 $V=3m/50m=0.06$。

如走到视力表 1m 处仍不能识别最大的视标时，则检查指数。检查距离从 1m 开始，逐渐移近，直到能正确辨认为止，并记录该距离，如"指数 /30cm"。

如指数在 5cm 处仍不能识别,则检查手动。

如果眼前手动不能识别,则检查光感。在暗室中用手电照射受试眼,另眼须严密遮盖不让透光,测试患者眼前能否感觉光亮,记录"光感"或"无光感"。并记录看到光亮的距离,一般到 5m 为止。对有光感者还要检查光源定位,嘱患者向前方注视不动,检查者在受试眼 1m 处,上、下、左、右、左上、左下、右上、右下变换光源位置,用"+"、"-"表示光源定位的"阳性"、"阴性"。

2. 近视力检查 检查视力必须检查远、近视力,这样可以大致了解患者的屈光状态,例如近视眼患者,近视力检查结果好于远视力结果;老视或调节功能障碍的患者远视力正常,但近视力差;同时还可以比较正确地评估患者的活动及阅读能力。近视力一般用 Jaeger 近视力表检测,分 7 个等级,此近视力表与标准远视力表的分级难以对照。20 世纪 50 年代徐广第参照国际标准远视力表的标准,1.0 为 1′角的视标,研制了标准近视力表(图 4-1-5),使远、近视力表标准一致,便于临床使用。

两对比度标准对数近视力表

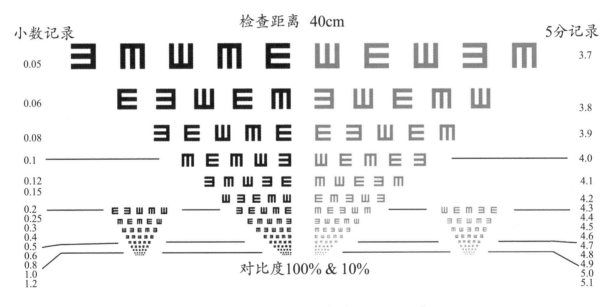

图 4-1-5 两对比度标准对数近视力表

3. 儿童视力检查 一般 3 岁以上儿童可以采用各种图形视力表,对于小于 3 岁不能合作的患儿检查视力需耐心诱导观察。新生儿有追随光及瞳孔对光反应;1 月龄婴儿有主动浏览周围目标的能力;3 个月时可双眼集合注视手指。交替遮盖法可发现患眼,当遮盖患眼时患儿无反应,而遮盖健眼时患儿试图躲避。此外还有一些特殊的检查法,如视动性眼球震颤优选注视法和图形视觉诱发电位等。

第二节 其他视功能检查

一、视野

视野是指眼向前方固视时所见的空间范围,相对于视力的中心视锐度而言,它反映了周边视力。分为中心视野及周边视野,距注视点30°以内的范围称为中心视野,30°以外的范围为周边视野。如同视力,视野对人的工作及生活有最大的影响,视野狭小者不能驾车或从事较大范围活动的工作。世界卫生组织规定视野小于10°者,即使视力正常也属于盲。

许多眼病及神经系统疾病可引起视野的特征性改变,所以视野检查在疾病诊断中有重要意义。正常人视野的平均值为:上方56°,下方74°,鼻侧65°,颞侧91°。生理盲点的中心在注视点颞侧15.5°,在水平中线下1.5°,其垂直径为7.5°,横径5.5°(图4-2-1)。

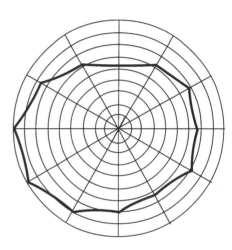

图 4-2-1　正常视野范围(左眼)

1. 视野检查的种类

(1) 动态视野检查:即传统的视野检查法,用不同大小的视标,从周边不同方位向中心移动,记录下患者刚能感受到视标出现的点,这些光敏感度相同的点构成了某一视标检测的等视线,由几种不同视标检测的等视线绘成了类似等高线描绘的“视野岛”。动态视野的优点是检查速度快,适用周边视野的检查。缺点是小的、旁中心相对暗点发现率低。

(2) 静态视野检查:在视屏的各个设定点上,由弱至强增加视标亮度,患者刚能感受到的亮度即为该点的视网膜光敏感度或光阈值。电脑控制的自动视野计,使定量静态视野检查快捷、规范。

2. 常用的视野检查法

(1) 对照法:是一种动态的视野检查方法,此法以检查者的正常视野与受试者的视野作比较,以确定受试者的视野是否正常。方法为检查者与患者面对面而坐,距离约1米。检查右眼时,受检者遮左眼,右眼注视医生的左眼。而医生遮右眼,左眼注视受检者的右眼。医生将手指置于自己与患者的中间等距离处,分别从上、下、左、右各方位向中央移动,嘱患者发现手指出现时即告之,这样医生就能以自己的正常视野比较患者视野的大致情况。此法的优点是操作简便,不需仪器。缺点是不够精确,且无法记录供以后对比。

(2) 平面视野计:是简单的中心30°动态视野计。其黑色屏布1m或2m,中心为注视点,屏两侧水平径线15°~20°,用黑线各缝一竖圆示生理盲点。检查时用不同大小的视标绘出各自的等视线。

（3）弧形视野计(图 4-2-2)：是简单的动态周边视野计。其底板为 180° 的弧形板，半径为 33cm，其移动视标的钮与记录的笔是同步运行的，操作简便。常用于测定周边视野等视线。

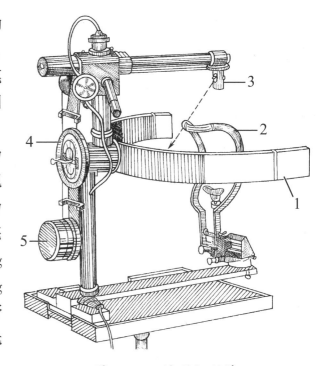

图 4-2-2 弧形视野计

1.弧板 2.头额固定架 3.光源视标 4.记录盘 5.移动光源转轮

（4）Goldmann 视野计(图 4-2-3)：为半球形视屏投光式视野计，可进行动态视野检查和静态视野检查半球屏的半径为 33cm，背景光为 31.5asb，视标的大小及亮度都以对数梯度变化。视标面积是以 0.6log 单位(4 倍)变换，共 6 种。视标亮度以 0.1log 单位(1.25 倍)变换，共 20 个光阶。此视野计为以后各式视野计的发展提供了刺激光的标准指标。

（5）自动视野计：电脑控制的静态定量视野计，有针对青光眼、黄斑疾病、神经系统疾病的特殊检查程序，能自动监控受试者固视的情况，能对多次随诊的视野进行统计学分析，提示视野缺损是改善还是恶化了。国外 Octopus、Humphery 视野计(图 4-2-4)具有代表性。

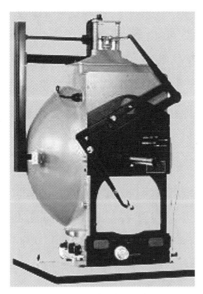
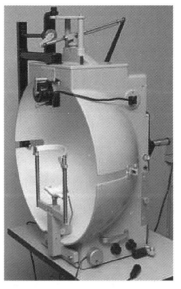

图 4-2-3 Goldmann 视野计

自动视野计的检查方法有三大类：①阈上值检查，为视野的定性检查，分别以正常、相对暗点或绝对暗点表示。此方法检查快，但可靠性较低，主要用于眼病筛查。②阈值检查，为最精确的视野定量检查，缺点是每只眼约检查 15 分钟，患者易疲劳。③快速阈值检查，如 TOP 程序通过智能趋势分析,减少了检查步骤,每只眼检查仅需 5 分钟。

二、色觉

色觉是感知和辨别色彩的能力,是视网膜视锥细胞的重要功能。人类的三原色(红、绿、蓝)感觉由视锥细胞的光敏色素决定。正常色觉者的三种光敏色素比例正常,称三色视。如果只有两种光敏色素正常者称双色视,仅存一种光敏色素的为单色视。红敏色素缺失者为红色盲,绿敏色素缺失者为绿色盲,蓝敏色素缺失者为蓝色盲。单色视又称全色盲,患者不能辨认颜色。色觉检查是升学、就业、服兵役前体检的常规项目,从事交通、美术、化工等行业必须要求正常色觉。

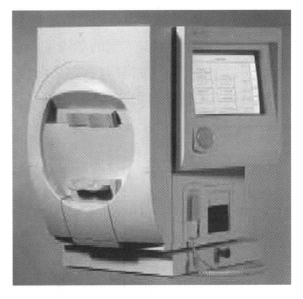

图 4-2-4 Humphery 视野计

色觉检查主要分为视觉心理物理学检查(主观检查)和视觉电生理检查(客观检查)两种。目前临床多用主观检查,客观检查尚处于应用研究阶段。

(一)假同色图测验(色盲本测验)

最广泛应用的色觉检测方法。优点是简便、价廉、易操作,适于大规模的临床普查。在同一幅色彩图中,既有相同亮度不同颜色的斑点组成的图形或数字,也有不同亮度相同颜色的斑点组成的图形或数字。它利用不同类型的颜色混淆特性来鉴别异常者。正常人以颜色来辨认,色盲者只能以明暗来判断,色弱者能够辨认,但辨认时间延长、辨认困难。

(二)色相排列检测

要求被试者按色调顺序排列一组颜色样品,从而反映出异常者的颜色辨别缺陷。主要有 Farnsworth-Munsell(FM)-100 色调测验法和 Farnsworth D-15 色调测验法。

(三)色盲镜

色盲镜是一种通过特殊的颜色匹配来判断色觉缺陷类型的仪器。其中 Nagel I 氏色盲镜被认为是诊断先天性红 - 绿异常的金标准。它基于 Rayleigh 匹配,即用红色光和绿色光去匹配的黄色光。利用这种红、绿色比值除了能区别正常人和红 - 绿色觉异常者,还能判断异常的类型(是红异常还是绿异常)和程度。

色盲镜与假同色图及色相排列测验不同的是,后两者所使用的是表面色,表面色多为混合色,在色调、亮度及饱和度方面均不易稳定,易导致测验结果的偏差。色盲镜使用的是色光,使其不仅能正确诊断各种色觉异常的类型,还可进一步较准确地测定辨色能力。

三、暗适应

人眼自明处进入暗处时,由起初不能辨别周围物体,到逐渐能看清暗处物体,这种对光的敏感度逐渐增加并最终达到最佳状态的过程称为暗适应(dark adaption)。

暗适应检查可反映光觉的敏锐度是否正常,可对夜盲症状进行量化评价。正常人最初5分钟的光敏感度提高很快,以后渐慢,8~15分钟时提高又加快,15分钟后又减慢,直到50分钟左右达到稳定的高峰。在5~8分钟处的暗适应曲线上可见转折点,其代表视锥细胞暗适应过程的终止,此后完全是视杆细胞的暗适应过程(图4-2-5)。

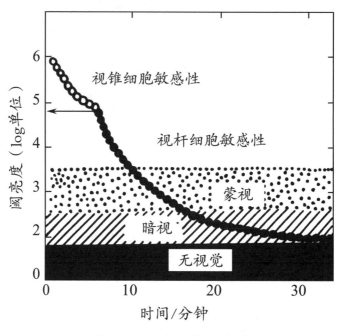

图 4-2-5 暗适应曲线图

检查暗适应的方法有:

(1) 对比法:由被检者与暗适应正常的检查者同时进入暗室,分别记录在暗室内停留多长时间才能辨别周围的物体,如被检者的时间明显长,即表示其暗适应能力差。

(2) 暗适应计:其结构分为可调光强度的照明装置及记录系统。通常在做5~15分钟的明适应后,再做30分钟的暗适应测定,将各测定点连接画图,即成暗适应曲线。常用的有 Goldmann-Weekers 暗适应计(图4-2-6)、Hartinger 暗适应计等。

四、对比敏感度

视力反映的是黄斑在高对比度(黑白反差明显)情况下分辨微小目标(高空间频率)的能力,而在日常生活中物体间明暗对比并非如此强烈。对比敏感度即在明亮对比变化下,人眼对不同空间频率的正弦光栅视标的识别能力。眩光敏感度是检测杂射光在眼内引起光散射,使视网膜影像对比度下降而引起的对比敏感度下降效应。空间频率是指1度视角所含条栅的数目(周数),单位为周/度(c/d)。对比敏感度由黑色条栅与白色间隔的亮度来决定。人眼所能识别的最小对比度,称为对比敏感度阈值。阈值越低视觉系统越敏感。检查对比敏感度有助于早期发现及监视某些与视觉有关的眼病。一些视网膜、视神

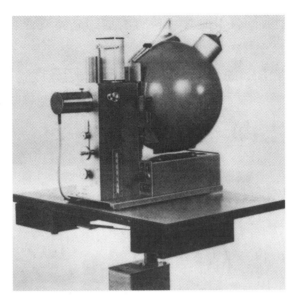

图 4-2-6 Goldmann-Weekers 计

经疾病以及屈光间质混浊都可以降低眼的对比敏感度,而这种损害可能先于视力损害。

对比敏感度检查最初曾多用 Arden 光栅图表(1978)进行检查,方法简便,适用于普查,但最高只能测定 6c/d,欠精确。现多用对比敏感度测试卡(Functional Acuity Contrast Test Chart,FACT 卡)以及计算机系统检测(如 Takaci-CGT-1000 型自动眩光对比敏感度检查仪)。

五、立体视觉

立体视觉也称深度觉,是感知物体立体形状及不同物体相互远近关系的能力。立体视觉一般需以双眼单视为基础。外界物体在双眼视网膜相应部位(即视网膜对应点)所成的像,经过大脑枕叶视觉中枢的融合,综合成一个完整的、立体的单一物像,这种功能称为双眼单视。许多职业如驾驶员、机械零件精细加工、绘画雕塑等要求有良好的立体视觉。

(1)障碍阅读法:用一铅笔置于双眼与书之间,能正常使用双眼者可顺利阅读,仅用一眼者则铅笔必然遮挡数个文字。

(2)Worth 四点试验:用一装有四块玻璃的灯箱,上方为红色,中央两个为绿色,下方为白色。患者戴红绿眼镜。有双眼视觉者可看到 4 个灯,上方为红色,中央 2 个为绿色,下方为红或绿色。双眼视觉不正常者仅看到 2 个红灯或 3 个绿灯。如看见 2 红 3 绿 5 个灯则患者有复视。

(3)同视机法:用同视机检查的是看远的双眼视觉(图 4-2-7)。

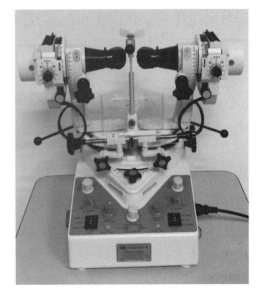

图 4-2-7 同视机

（4）随机点立体图：制成同视机画片可检查看远的立体视，制成图片可检查看近的立体视。

其他的检查方法包括 Bagolini 线状镜法、红玻片法、后像试验等。

第三节 特殊检查

一、裂隙灯显微镜检查

裂隙灯显微镜（图 4-3-1）：它由两个系统组成，即供照明的光源投射系统，以及供观察用的放大系统。用它可在强光下放大 10~16 倍检查眼部病变，可以调节焦点和光源宽窄，形成光学切面，查明深部组织病变及其前后位置。若加上前置镜、接触镜、前房角镜、三面镜，还可检查前房角、玻璃体和眼底。再配备前房深度计、压平眼压计、照相机等，其用途更为广泛。

操作方法：裂隙灯显微镜的操作方法很多，常用的是直接焦点照明法（图 4-3-2）。即将灯光焦点与显微镜焦点联合对在一起，将光线投射在结膜、巩膜、角膜及虹膜上，可见一境界清楚的照亮区，以便细微地观察该区的病变。为观察眼后极的病变，可采用前置镜，注意投射光轴与视轴间的角度在30°以内。为了发现和检查某些特殊的体征，有时还可采用角膜缘散射照明法、后反射照明法等。

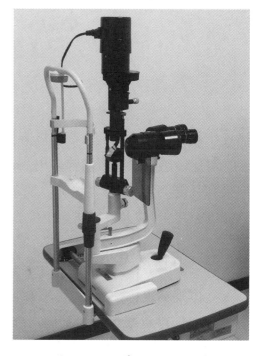

图 4-3-1 裂隙灯显微镜

二、检眼镜检查

常用的检眼镜有直接和间接两种。

（一）直接检眼镜检查

直接检眼镜检查（图 4-3-3）所见眼底为正像，放大约 16 倍。通常可不散瞳检查，若需详细检查则应散瞳。检查顺序及内容如下：

1. 彻照法 用于观察眼的屈光间质有无混浊。将镜片转盘拨到 +8~+10D，距被检眼 10~20cm。正常时，瞳孔区呈橘红色反光，如屈光间质有混浊，红色反光中出现黑影；此时嘱患者转动眼球，如黑影移动方向与眼动方向一致，表明其混浊位于晶状体前方，反之，则位于晶状体后

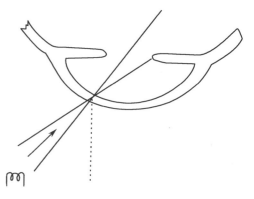

图 4-3-2 直接焦点照明法

方,如不动则在晶状体。

2. 眼底检查 将转盘拨到"0"处,距受检眼2cm处,因检查者及受检者屈光状态不同,需拨动转盘看清眼底为止。嘱患者向正前方注视,检眼镜光源经瞳孔偏鼻侧约15°可检查视盘,再沿血管走向观察视网膜周边部,最后嘱患者注视检眼镜灯光,以检查黄斑部。

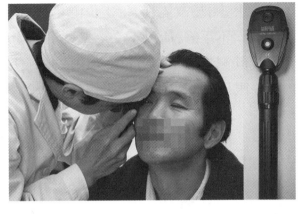

图 4-3-3 直接检眼镜检查

(二) 双目间接检眼镜

双目间接检眼镜(图4-3-4)一般需散瞳检查,间接检眼镜放大约4倍,可见范围大,所见为倒像,具有立体感。用间接检眼镜检查眼底所见视野比直接检眼镜大,能比较全面地观察眼底情况,不易漏诊眼底病变。辅以巩膜压迫器,可看到锯齿缘,有利于查找视网膜裂孔。因其能在较远距离检查眼底,可直视下进行视网膜裂孔封闭及巩膜外垫压等操作。

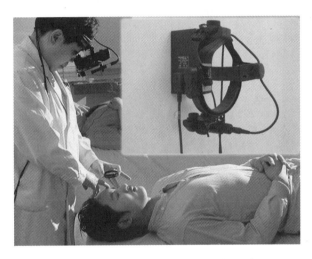

图 4-3-4 双目间接检眼镜检查

三、眼压测量

眼压测量包括指测法及眼压计测量法。

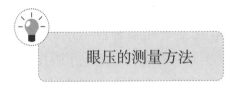

眼压的测量方法

(一) 指测法

最简单的定性估计眼压方法,需要一定的临床实践经验。测量时嘱咐患者两眼向下注视,检查者将两手食指尖放在上眼睑皮肤面,两指交替轻压眼球,像检查波动感那样感觉眼球的张力,估计眼球硬度。初学者可触压自己的前额、鼻尖及嘴唇,粗略感受高、中、低3种眼压。记录时以 Tn 表示眼压正常,用 T+1~T+3 表示眼压增高的程度,用 T-1~T-3 表示眼压稍低的程度。

(二) 眼压计测量法

1. Schiötz 眼压计 目前在我国应用仍较广泛。此眼压计为压陷式,其刻度的多少取决于眼压计压针压迫角膜向下凹陷的程度,所以测出的数值受到球壁硬度的影响。在球壁硬度较低时(如高度近视)会给偏低的数据,用两个砝码测量后查表校正可消除球壁硬度造成的误差(图4-3-5)。

2. Goldmann 压平眼压计 这是目前国际通用的标准眼压计,它是附装在裂隙灯显微镜上,用显微镜观察,坐位测量(图 4-3-6)。它属于压平眼压计,在测量时仅使角膜压平而不下陷,所以不受球壁硬度的影响。但是近来的研究发现,中央角膜的厚度会影响其测量的眼压数值。如中央角膜厚,眼压值会高估,中央角膜薄,眼压值低估。Perkin 眼压计为手持式压平眼压计,检查时不需裂隙灯显微镜,受试者取坐位、卧位均可。

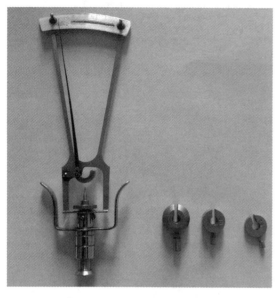

图 4-3-5 Schiötz 眼压计

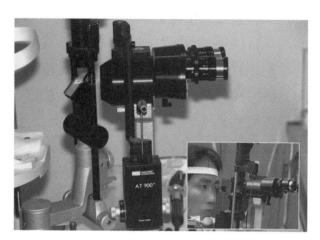

图 4-3-6 Goldmann 压平眼压计

3. 非接触眼压计 其原理是利用可控的空气脉冲,其压力具有线性增加的特性,使角膜压平到一定的面积,通过监测系统感受角膜表面反射的光线,并记录角膜压平到某种程度的时间,将其换算成眼压值(图 4-3-7)。其优点是避免了眼压计接触角膜所致的交叉感染,可用于角膜表面麻醉剂过敏的患者。缺点是所测数值不够准确。

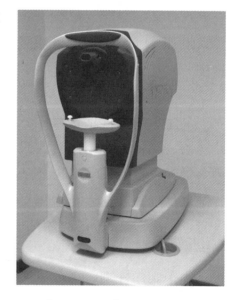

图 4-3-7 非接触眼压计

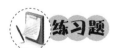练习题

一、单选题

1. 目前最准确的眼压测量方式为

A. Schiötz 眼压计　　　　　　　　　　　B. Goldmann 压平眼压计

C. 非接触眼压计　　　　　　　　　　　　D. 指测法

2. 关于立体视觉说法错误的是

　　A. 以单眼视为基础　　　　　　　　　B. 可采用立体图谱检查

　　C. 可利用同视机检查　　　　　　　　D. 可感知物体远近

3. 关于指测法测量眼压说法错误的是

　　A. 被检者两眼尽量向上看

　　B. 借指尖感觉估计眼球硬度

　　C. 检查者将两手食指尖放于上睑皮肤面

　　D. 是定性估计方法

4. 对比敏感度反映的是

　　A. 不同物体远近关系

　　B. 二维物体形状、位置

　　C. 高对比度时的分辨能力

　　D. 空间、明暗对比二维频率的形觉功能

5. 关于对数视力表不正确的是

　　A. 便于进行科学的视力统计　　　　　B. 采用 4 分记录法

　　C. 视力计算是递减的　　　　　　　　D. 视标按几何级增进

6. 查视力时不正确的操作有

　　A. 先右眼后左眼　　　B. 隔行检查　　　　C. 勿眯眼　　　　　　D. 勿压迫眼球

7. 用直接检眼镜检查眼底时不正确的方法有

　　A. 应按一定顺序进行检查

　　B. 必要时可散瞳

　　C. 查左眼时左手持镜,左眼观察

　　D. 查不同患者时,转盘位置固定

8. 下列关于暗适应检查不正确的是

　　A. 暗适应过程即视紫红质复原过程

　　B. 可对夜盲进行量化评价

　　C. 检查方法有对比法和暗适应计

　　D. 表明视锥细胞功能状态

9. 某学生在距视力表 5m 远检查距离时右眼仍看不到最大一行视标,当其前移至距视力表 3m 远时可看清该行视标,该生右眼视力为

　　A. 0.15　　　　　　　　B. 0.06　　　　　　　C. 0.3　　　　　　　D. 0.03

10. 以下关于双目间接检眼镜不正确的说法有

　　A. 放大倍数较小　　　　　　　　　　B. 常需散瞳检查

C. 观察眼底较全面   D. 所见眼底为正像

二、简答题

试述远视力检查的基本过程。

（李　波）

第五章
眼的屈光不正

学 习 目 标

1. 掌握屈光状态分类、临床表现。
2. 熟悉各种类型屈光不正概念及发生的病因。
3. 了解影响屈光状态的要素及相互联系。

第一节　正视眼、模型眼和简化眼

一、正视眼

在眼调节放松的状态下,外界的平行光线(一般认为来自5m以外)经眼的屈光系统后能清晰聚焦在视网膜上,称为"正视眼"(图5-1-1)。

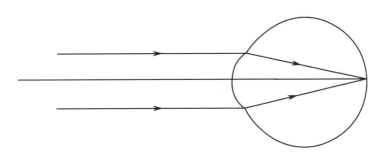

图 5-1-1　正视眼

人眼的屈光状态存在一个发育的过程,随着年龄增长,而不断变化。新生儿多处于远视状态。新生儿的眼球小,平均前后径大小为16mm,其平均屈光度为+2.00~+3.00D,随着幼儿的发育长大,眼球变大,眼轴增长,生理性远视度数逐渐下降,这个变化称之为"正视化"。在正视化过程中,2周岁是视觉发育的关键时期,6~8周岁时儿童视觉已基本达到成人正视水平。人眼的正视状态有一个屈光生理值范围,一般认为屈光度

101

为 –0.25~+0.50D。以后随着年龄增长,远视度缓慢下降,屈光度向近视方向倾斜,至成年期眼球前后径为 24mm,屈光状态较为稳定(图 5-1-2)。

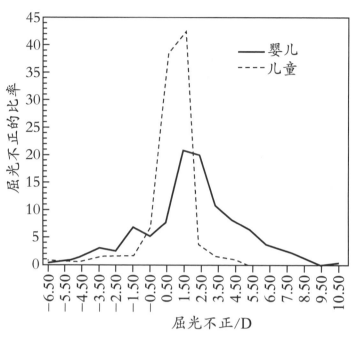

图 5-1-2 婴儿和儿童的屈光分布

眼处于非调节状态下(静息)时,与视网膜黄斑中心凹发生共轭关系的空间一点,称为远点。正视眼的远点在无穷远处。近视眼的远点在眼前与无穷远之间的一定位置上,而远视眼的远点在眼主点后方(为虚性),屈光不正的程度,是以眼的远点距离为标准,即以米为单位的远点距离的倒数作为眼的屈光单位。远点距离越近,屈光度越高,在临床上,常常以远点和角膜前面的顶点距为远点距离(单位为 m),而其倒数为屈光度。

$$眼屈光度 = \frac{1}{远点距离} \tag{5-1-1}$$

二、模型眼和简化眼

由于眼的屈光系统太过复杂,并且这些屈光介质的曲率和折射率又不尽相同,因而计算总屈光度十分不易。为了方便利用视光学的理论研究眼的光学结构,人们常常利用 Gullstrand 精密模型眼和简易模型眼。

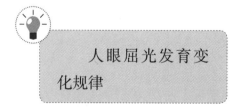

人眼屈光发育变化规律

精密模型眼设计出了眼各个层面的曲率、介质和相应位置,比较真实地表达了眼球的光学形态,结构较为复杂,其存在 6 个折射面(角膜两个面,晶状体四个面),非调节状态下,总屈光力为 58.64D,最大调节状态下为 +70.57D,角膜和晶状体屈光度分别为 43.00D 和 19.00D,眼轴长度为 24mm(图 5-1-3A 和表 5-1-1)。

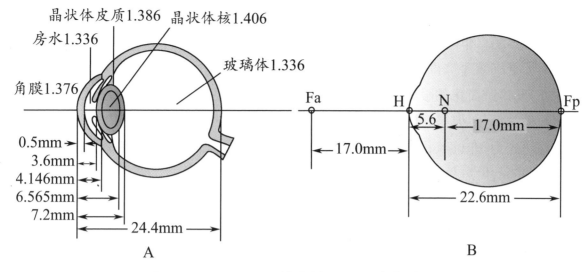

图 5-1-3　Gullstrand 精密模型眼和简易模型眼

A. Gullstrand 精密模型眼；B. Gullstrand 简易模型眼

表 5-1-1　Gullstrand 模型眼的基本参数

		Gullstrand 精密模型眼	Gullstrand 简易模型眼
折射率	角膜	1.376	—
	房水	1.336	1.336
	晶状体皮质	1.386	—
	晶状体核	1.406	1.413
	玻璃体	1.336	1.336
位置	角膜前顶点	0	0
	角膜后顶点	0.5mm	—
	晶状体前顶点	3.6mm	3.6mm
	晶状体后顶点	7.2mm	7.2mm
曲率半径	角膜前表面	7.7mm	7.8mm
	角膜后表面	6.8mm	—
	晶状体前表面	10.0mm	10.0mm
	晶状体后表面	−6.0mm	−6.0mm
屈光力	角膜	43.05D	42.74D
	晶状体	19.11D	21.76D
	总屈光力	58.64D	60.48D
焦距	前焦距	−15.70mm	−14.99mm
	后焦距	24.38mm	23.90mm
眼轴		24.00mm	23.90mm

简易模型眼将眼球复杂的多个光学界面简化,其特点是将角膜和晶状体分别简化成单个光学界面。非调节状态下,其总的屈光度为60.48D(图5-1-3B和表5-1-1)。

为了更好地理解和计算,还可以将眼球的光学系统简化为单一光学结构,来分析眼的成像原理,这种简化的眼球称为"简化眼"。简化眼主要为Emsley简化眼(图5-1-4),虽然简化眼极其简化,但是在计算视网膜成像大小和研究视网膜成像过程中非常有帮助。其眼球总屈光力(非调节状态下)定为60.00D,眼球屈光介质的平均折射率为1.336,前焦距为−16.67mm,后焦距为22.27mm。其他数据可根据简单的公式计算得出。其顶点位于主平面,节点位于折射面的曲率中心,该结构的设计原理为:两主点相近,在调节状态下几乎不发生变化,两节点也相近且固定,与晶状体后表面距离较小。由于该节点位于单一折射面的曲率中心,故视网膜像的大小可以很容易计算出来。该模型主要应用于基础教学示范和临床估算中。

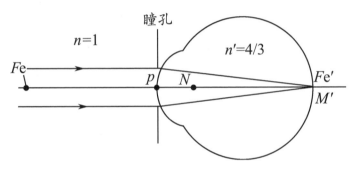

图 5-1-4 Emsley 简化眼

第二节 与眼屈光有关的几个基本要素

一、眼的屈光度

眼看物体,从光学角度上常常比作一台照相机在照相,而眼作为人类复杂而精密的视觉生物器官,每个部件构造和功能都优于照相机,其视觉成像中包含着复杂的光学原理。当光从一种介质进入不同折射率介质中时,光线将会发生偏折现象,这种物理现象叫做屈光。光线在界面的偏折程度,可用屈光力来表达,屈光力取决于两介质的折射率和界面的曲率半径。屈光单位是屈光度(以D为单位),屈光度为焦距(以米为单位)的倒数,即屈光度=1/f。如一透镜的焦距为0.5m,则该透镜的屈光度为:1/0.5m=2.00D。

而眼的屈光是指外界光线进入眼的屈光系统后经折射后在视网膜上形成清晰的物像,眼屈光系统从外到内主要由角膜、房水、晶状体、玻璃体构成。眼部的屈光状态受多种因素共同影响,主要由各组织的屈光力和眼轴长度决定。其屈光力大小不等,眼轴长短不一,两者不相适应,将会出现不同的屈光状态。人眼的屈光状态受到多种因素的影响,包括遗传因素和环境因素。眼的屈光状态主要包括正视和屈光不正,屈光不正主要包括近视、远视和散光。

二、调节

为了看清近距离目标,睫状肌收缩,悬韧带松弛,晶状体变凸,从而增强眼的屈光力,使近距离物体在视网膜上成清晰像,这种生理功能称为调节(图5-2-1)。通常认为调节产生的机理是:当看远目标时,睫状肌处于松弛状态,睫状肌使晶状体悬韧带保持一定的张力,晶状体在悬韧带的牵引下,其形状相对扁平;当看近目标时,环形睫状肌收缩,睫状冠所形成的环缩小,晶状体悬韧带松弛,晶状体由于弹性而变凸。调节主要是晶状体前表面的曲率增加而使眼的屈光力增强。调节力也以屈光度为单位。调节力为眼主点至外物距离(以米为单位)的倒数。如一正视者阅读40cm处目标,则此时所需调节力为1/0.4m=2.50D。调节与年龄密切相关,青少年调节较强,而老年人随着年龄的增长,调节力逐渐减弱,而出现老视。

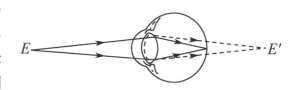

图 5-2-1 调节作用
虚线表示未使用调节时的情况

三、集合

双眼注视远处目标时,两眼轴平行,调节处于松弛状态,为了看清近的物体,除了产生调节以外,还会引起双眼内转,这种现象称为集合。调节和集合是一个联动过程,调节力越大,集合也越大,两者保持协同关系(图5-2-2)。集合程度常用棱镜度表示。集合量为瞳距(cm)与外物距离(m)的比值。

如:某正视者双眼瞳距为60mm,阅读40cm的目标,双眼共同使用的集合量为6cm/0.4m=15$^\Delta$。

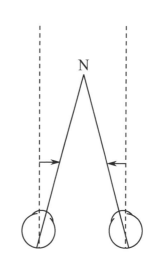

图 5-2-2 调节与集合的协同作用

四、三联动现象

视近时,除了产生调节和集合以外,还会引起瞳孔缩小,因此调节、集合和瞳孔缩小为眼的三联动现象。

第三节 近 视

在眼调节放松的状态下,外界物体成像能清晰聚焦在视网膜黄斑中心凹上,称为"正视眼";而此时若不能清晰聚焦在视网膜上,称为"非正视眼"或称为"屈光不正"。

在调节放松情况下,平行光线(一般认为来自 5m 以外)经眼球屈光系统后聚焦在视网膜之前,而在视网膜上不能显示清晰的像称为近视。典型的近视表现为看近清晰,看远不清晰。近视眼的远点在眼前有限位置,近视度数越高,远点离眼前距离越近(图5-3-1)。

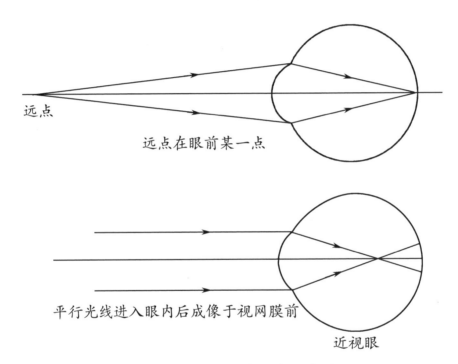

远点

远点在眼前某一点

平行光线进入眼内后成像于视网膜前

近视眼

图 5-3-1 近视屈光状态示意图

一、病因及机制

近视的发生受遗传和环境等多因素影响,目前确切的发病机理还不明确。可能与以下因素有关。

1. 内因 近视有一定的遗传倾向,随着对近视遗传因素研究越来越深入,特别是病理性近视都有家族史,目前证实病理性近视是单基因遗传病,最常见是常染色体隐性遗传。而单纯性近视,目前为多因素遗传,后天因素起主要作用。

2. 外因 在环境因素上,长期的近距离阅读、照明不足、阅读时间过长、字迹不清或字体过小、坐姿不良、营养不良、户外活动的减少和教育程度等因素都可能与近视的发生有关。

二、分类

1. 近视程度分类

(1) 低度近视:屈光度 <-3.00D。

(2) 中度近视:屈光度在 -3.00~-6.00D 之间。

(3) 高度近视:屈光度 >-6.00D。

近视的分类

2. 病因分类

(1) 屈光性近视:眼轴长度正常,但眼球屈光成分异常或各成分组合异常,而引起眼球屈光度增强而产生的近视。此类近视可为一时性或永久性的。又可分为曲率性近视和屈光指数性近视。前者主要是指角膜或晶状体的曲率过强而引起,如圆锥角膜、球性晶状体或小晶体等患者;后者指房水和晶状体屈光指数过强而引起,如初发性白内障、虹膜睫状体炎等患者。

(2) 轴性近视:角膜和晶状体的曲率正常,眼轴发育过长,超出正常值范围,常见于病理性近视及大多数单纯性近视。

(3) 复合性近视:前两种近视类型同时存在。

3. 按病程进展和病理变化分类

(1) 单纯性近视:又称青少年性近视,是近视眼常见类型,遗传因素还不明确,主要与青春发育期学习视力负荷过重有关,随着年龄增长和身体发育到一定年龄将趋向稳定。近视度数一般表现出低度或中度,病情进展较为缓慢,矫正视力良好等特点。

(2) 病理性近视:又称进行性近视,多有遗传因素,近视持续性加深,青春期进展较快,甚至 20 岁以后眼球还在发展。视功能明显受损,表现为远视力和近视力低于正常,视野和对比敏感度异常。伴有眼底后极部视网膜变性、近视弧形斑、黄斑出血和后巩膜葡萄肿等并发症,病情进行性加深和发展;晚期视力矫正效果差。

4. 按是否有无调节力参与

(1) 假性近视:又称调节性近视,由于长期近距离工作,视力负荷增加,调节不能放松,调节紧张或调节痉挛而引起。通过药物散瞳,近视可消失。但一般认为,该类近视是近视发生、发展的初始阶段。

(2) 真性近视:使用睫状肌麻痹剂等药物后,近视度数并未降低或降低幅度小于 0.50D。

(3) 混合性近视:指使用睫状肌麻痹剂药物等治疗手段后,近视的屈光度有所降低,但还未恢复正视状态。

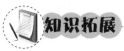
知识拓展

为什么儿童验光需要散瞳?

这主要和眼睛的调节力有关,儿童调节力过强,如果长期近距离看书和学习,调节就会产生痉挛,调节不能放松,如果不给孩子散瞳,验光结果往往不够准确,在调节存在的情况下,近视眼的儿童,验光结果一般比实际真实度数要高,轻度远视眼的儿童,如果不散瞳验光可能误诊为近视。散瞳最主要是应用睫状体麻痹剂,使眼失去调节功能,这样才可以获得真实的验光度数。所以说散瞳不仅是一种鉴别真假性近视的常见方法,而且对于不能配合的婴幼儿验光,散大瞳孔后更便于行视网膜检影验光和眼底检查。

三、临床表现

1. 视力减退　近视最常见症状是近视力正常,远视力下降。近视顾客一般会习惯性眯眼而产生针孔效应来提高视力。但高度近视由于屈光介质混浊和眼底改变,常表现远、近视力皆不清。

近视临床表现

2. 视疲劳　近视眼调节和集合不相协调,容易产生视疲劳,主要表现为头痛、恶心、视物模糊和眼胀等症状。

3. 外斜视　由于近视眼视近时不用或少用调节,所以相应的集合功能将会减弱,长此以往,会产生外斜视。

4. 眼球改变　眼球前后径变长,眼球较突出,眼球后极部扩张,产生后巩膜葡萄肿(图 5-3-2),尤其多见于高度近视患者。

5. 眼底改变　中低度近视眼底变化一般正常,而高度近视眼会产生很多眼底病变,如近视弧形斑、豹纹状眼底、黄斑出血和新生血管、视网膜周边变性和囊样变性,有些患者还会伴随着玻璃体液化、混浊和玻璃体后脱离等症状,与正常人相比高度近视患者发生视网膜脱离、并发性白内障和青光眼等风险要高得多(图 5-3-3)。

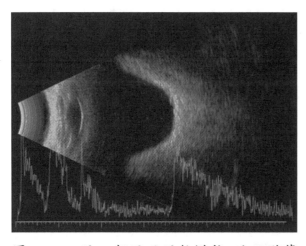

图 5-3-2　眼 B 超显示眼轴增长,后巩膜葡萄肿

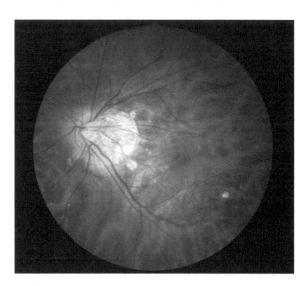

图 5-3-3　高度近视眼底改变图像

四、预防近视及并发症

1. 加强眼卫生宣传教育工作,定期眼科检查。
2. 培养良好用眼习惯,改善学习环境。
3. 多参加户外锻炼及乒乓球类运动项目。
4. 合理营养,饮食均衡,少吃甜食。
5. 对假性近视者,多休息,必要时药物治疗。
6. 高度近视者,定期随访,避免激烈体力活动。

第四节 远 视

当调节放松时,平行光线(一般认为来自 5m 以外)经过眼的屈光系统后聚焦在视网膜之后的屈光状态,称为远视。远视眼的远点在眼后,为虚焦点(图 5-4-1),典型的远视者视远不清、视近更不清。

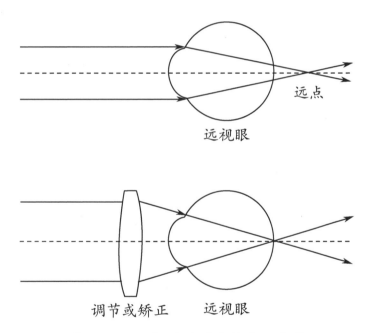

图 5-4-1 远视眼的屈光状态示意图

一、病因

主要是眼球发育不良、眼球小、眼轴相对过短,多见于婴幼儿;或者屈光成分改变引起的屈光度下降而引起,如扁平角膜、晶状体脱位、术后无晶状体眼等。

二、分类

1. 远视程度分类

(1) 低度远视:屈光度在 +0.50~+3.00D 之间。

(2) 中度远视:屈光度在 +3.00~+5.00D 之间。

(3) 高度远视:屈光度 >+5.00D。

远视的分类

2. 按解剖结构分类

(1) 轴性远视:由于眼轴长度相对缩短而产生的远视。

(2) 屈光性远视:眼轴在正常范围之内,但眼球屈光成分异常或各成分组合异常,而引起眼球屈光力下降而产生的远视。又可分为曲率性远视和屈光指数性远视以及屈光成分阙如,曲率性远视主要是指角膜或晶状体的曲率较小而引起,如扁平角膜等。屈光指数性远视是指屈光指数下降而引起,如晶状体或玻璃体的屈光指数下降屈光成分阙如是指晶状体脱位或无晶体表现为高度近视。

3. 按调节状态分类

(1) 隐性远视:常规验光(无睫状肌麻痹)后难以发现,通过睫状肌麻痹验光后才可以发现,主要是由于睫状肌生理紧张而引起的,伴随着年龄增长,隐性远视下降,逐渐转变为显性远视。

(2) 显性远视:常规验光(无睫状肌麻痹)后矫正至正视状态的最大正镜度数。

(3) 全远视:指总远视量,睫状肌麻痹后至所能接受最大正镜的度数,即显性远视和隐性远视之和。

(4) 绝对性远视:不能被调节所代偿的那一部分远视,由于超出了自身的调节能力,只能通过额外增加正镜矫正,绝对性远视等于常规验光下矫正至正视状态的最小正镜度数。

(5) 随意性远视:可以被自身调节所掩盖的远视,在常规验光中可以发现,即显性远视与绝对性远视之差。

根据调节状态分类的各类远视之间关系如图 5-4-2 所示。

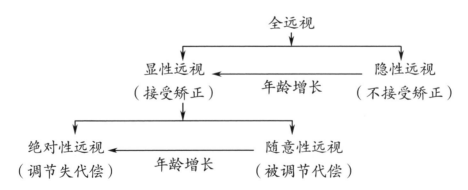

图 5-4-2 根据调节状态分类的各类远视之间关系

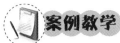

案例教学

某顾客远视力 0.4,常规验光下屈光度为 +4.00D,可以最低用 +1.50D 矫正到 1.0,散瞳验光的度数为 +5.00D,视力还是 1.0。

分析:在此例中,由于绝对性远视 + 随意性远视 = 显性远视,显性远视 + 隐形远视 = 全远视,显性远视为 +4.00D,绝对性远视为 +1.50D,随意性远视为 +2.50D,全远视为 +5.00D,隐性远视为 +1.00D。

不难看出,上述分类之间相互联系,不是绝对,要全面整体地看待。

三、临床表现

1. 视疲劳 远视不同于近视,远视者通常需要通过自己的调节力让聚焦在视网膜后的焦点移到视网膜上,而呈现清晰的像。视近时比视远时需要使用更多的调节力才能看清物体,日久会引起眼疲劳现象。由于这些症状主要是由调节引起的,又称调节性视疲劳,并伴随着视物模糊、眼球沉重、酸胀感和记忆力减退等症状。

远视的临床表现

2. 视力 其视力的好坏不仅与远视度数有关,而且与调节力的强弱有关。青少年儿童年龄较为年轻,调节力强,中、低度远视者,可以通过调节,使远近视力皆正常。随着年龄的增长调节力变弱,远视度数较高时,可能出现远近视力都下降,可表现为看近比看远更模糊。

3. 内斜视 由于调节和集合是联动的,当调节发生时,必然会出现集合,远视者未进行屈光矫正时,为了获得清晰视力,在远距工作时就开始使用调节,近距工作时使用更多的调节,产生内隐斜或内斜。

4. 眼球改变 远视眼常伴有小眼球和浅前房,因此远视者散瞳前要特别注意观察前房深度。

第五节 散 光

散光是指平行光通过眼球屈光系统折射后所成像并非为一个焦点,而是在空间不同位置的两条焦线和焦线间的最小弥散圆的一种屈光状态。

一、散光中几个基本概念问题

1. 史氏光锥和最小弥散圆 图 5-5-1 为一规则散光眼,垂直子午线曲率大于水平子午线的曲率,平行光线经过光学系统后形成相互垂直的焦线,称前后焦线。由垂直定律可

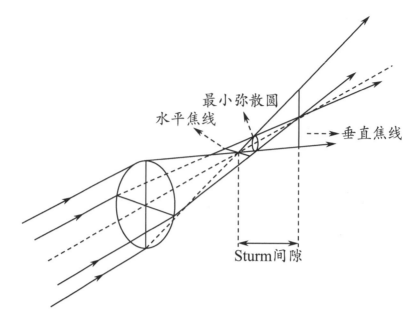

图 5-5-1　散光的光路和史氏光锥

知,经垂直子午线成一个水平焦线,并且曲率较高成前焦线,而水平子午线的曲率低,成垂直焦线,落在后焦线上,前后焦线之间的间隙为史氏间隙(Sturm 间隙),整个光束像一光锥,又称史氏光锥(Sturm 光锥)。

在前后焦线之间形成的大小不等椭圆形界面中,最小的光学切面为圆形,又称最小弥散圆,进行散光矫正的目的主要是要把史氏间隙变短,最终成为一个焦点,并让最小弥散圆转移到视网膜上,以获得最佳的视力。

2. 等效球镜　散光眼需要球柱镜矫正,最终使两个焦点移到视网膜上并成为一个焦点。包括球柱镜的等效球镜实际就是整个透镜的一个平均屈光度,其大小决定了最小弥散圆的位置。等效球镜换算公式见式(5-5-1)。

$$等效球镜 =1/2 柱镜度 + 球镜度 \qquad (5-5-1)$$

如:+3.00/−1.00×180　等效球镜度为 +2.50

　　−3.00/−2.00×90　等效球镜度为 −4.00

　　+1.00/−2.00×180　等效球镜度为平光

二、病因

1. 曲率因素　最常见角膜各径线曲率大小不一致。可分为生理性和病理性因素,正常人一般为顺规散光,角膜顺规散光与晶状体逆规散光相抵消,随着年龄的增长,眼睑压力增大,顺规散光量会逐渐增大。中老年人眼睑松弛,顺规散光逐渐转变为逆规散光。凡是可以影响角膜曲率等病变,都可能诱发散光,如圆锥角膜、角膜云翳、睑板腺囊肿和肿瘤等。

2. 眼球各屈光成分位置异常　晶状体脱位合并偏斜、高度近视产生后巩膜葡萄肿引起的顶点与中心凹不一致以及视网膜脱离术后引起视网膜偏斜都会产生散光。

3. 屈光指数的改变　晶状体或玻璃体不同部位混浊引起不规则指数变化产生散光。

三、分类

1. 按散光规则程度分类。

(1) 规则散光:最大的屈光力与最小屈光力的子午线相互垂直的散光。规则散光又分为顺规散光,最大屈光力主子午线在60°~120°;逆规散光,最大屈光力主子午线在180°~30°或150°~180°和斜轴散光,最大屈光力主子午线位于30°~60°或120°~150°(图5-5-2)。

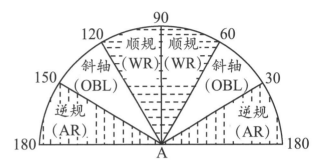

图 5-5-2　顺规、逆规和斜轴的分类(子午线方向)

(2) 不规则散光:最大的屈光力与最小屈光力的子午线不相互垂直。各径线的屈光力不尽相同,在同一径线上各部分的屈光力也不相同,没有规则可循,通常由相关眼病引起,如角膜云翳、圆锥角膜、白内障术后和翼状胬肉术后等。

2. 按照屈光状态分类(图5-5-3)。

(1) 单纯近视性散光:一主子午线聚焦在视网膜上,另一主子午线聚焦视网膜之前。

(2) 单纯远视性散光:一主子午线聚焦在视网膜上,另一主子午线聚焦视网膜之后。

(3) 混合散光:一主子午线聚焦在视网膜前,另一主子午线聚焦视网膜之后。

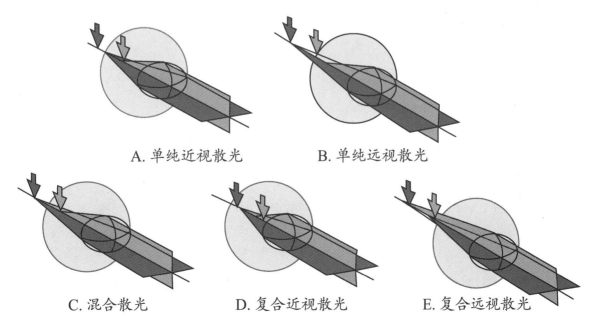

A. 单纯近视散光　　　　B. 单纯远视散光

C. 混合散光　　　　D. 复合近视散光　　　　E. 复合远视散光

图 5-5-3　散光按屈光状态分类

（4）复合近视性散光:两主子午线聚焦在视网膜之前,但前后位置不同。

（5）复合远视性散光:两主子午线聚焦在视网膜之后,但前后位置不同。

四、临床表现

1. 视力下降　未矫正的散光患者由于不能清晰地将外界事物成像于视网膜上,必会产生视力下降,视力下降程度取决于散光性质、度数以及轴位等因素。散光患者常常通过运用缩窄睑裂、头倾斜和调节功能自我矫正,使视觉干扰减少和视力略有提高。散光度数较低,视力一般影响不大,而散光度数较高时,视力下降明显且矫正难以取得满意效果。逆规散光较顺规散光者明显,复合散光较单纯散光者明显。

2. 视疲劳　散光常见症状,表现为眼痛、流泪、重影、视力不稳定,近距离工作不能持久和头痛等视疲劳症状。由于散光眼不论看近还是看远都会视物不清,需要利用调节代偿,引起视疲劳症状加重。

第六节　屈　光　参　差

双眼屈光度不等叫做屈光参差,双眼屈光状态完全相等的很少,轻度差异者很是普遍,屈光参差分为生理性的和病理性的,参差量小于 1.00D,称生理性屈光参差。

一、病因

很多因素都可能产生屈光参差,从人眼的发育过程来说,双眼发育是不是平衡,与屈光参差的形成有着密切的关系。具体发生原因主要有以下几种:

1. 发育因素　眼球在发育过程中,眼轴长度逐渐增长,远视度数降低,近视度增高,至一定年龄内发展稳定,两眼远视消退不均,在近视加深过程中两眼发展不平衡,引起屈光参差。

2. 双眼视功能异常　屈光参差发生在斜视以后,由于斜视影响或破坏了眼球正视化过程,引起双眼视功能的发育的异常。

3. 眼外伤和其他疾病引起　上睑下垂患者的屈光参差发病率为 55%,角膜病变(角膜溃疡、外伤、化学烧伤和角膜瘢痕等)、核性白内障和视网膜疾病等都可能会产生屈光参差。

4. 手术　白内障手术、角膜移植和角膜屈光手术术后可能产生屈光参差。

二、分类

屈光参差类型不一,可以用多种分类方法,本节重点介绍两种临床常用的分类方法。

1. 按照屈光状态的差异分类

(1) 单纯远视性（近视性）屈光参差：一眼正视，另一眼远视（近视）。

(2) 复性远视性（近视性）屈光参差：双眼均是远视或近视，程度不相等。

(3) 混合性屈光参差：一眼远视，另一眼近视。

(4) 单眼散光性屈光参差：一眼正视，另一眼散光。

(5) 复性散光性屈光参差：双眼散光性质相同，程度不同。

(6) 混合性散光性屈光参差：双眼散光性质不同。

2. 按照参差量来分类

(1) 低中度：参差量为 0.00~2.00D，患者通常可以耐受眼镜矫正，但不同个体存在着差异。

(2) 高度：参差量为 2.25~6.00D，患者一般会产生明显的双眼视觉问题，出现调节不等量等问题。

(3) 重度：参差量 >6.00D，患者会产生显著的不平衡感，由于差异太大，患者单眼产生抑制。

三、临床表现

当双眼屈光参差超过 1.00D 时，双眼矫正或非矫正状态下有可能会出现以下问题：①双眼矫正视力不等带来棱镜效应；②双眼所需调节力不等；③双眼视网膜相对放大率不等而出现不等像。根据屈光参差程度不同，会产生以下临床症状：

1. 斜视和弱视　由于人眼调节活动是双眼等同性的，在非矫正状态下眼通过调节来获得清晰视力，若此时屈光参差者一眼清晰像，其另一眼像处于模糊状态，轻度屈光参差者，通过自身的调节，尚可以融像，可以产生立体视，参差量超一定范围时，如高度屈光参差的远视者，低度数眼或正视眼清晰聚焦，而其度数较高眼则为模糊，视力不好眼逐渐废用，而产生废用性斜视和弱视（图 5-6-1）。

2. 交替注视　当屈光参差量比较高时，例如两眼中一眼正视，另一眼近视，病人可能会采取惯用方式，视力好的看远，视力差的看近，我们称之交替注视，这样的办法可少用或不用调节，患者主观感觉舒适。

3. 视功能异常　对屈光参差进行矫正时，由于两侧矫正镜片所产生的棱镜效应不同、双眼不等像和双眼所需调节不等，会容易产生单眼视、融像及立体视视功能的问题（图 5-6-2），并出现头晕和阅读模糊等症状。但也有研究表明参差量在 2.25D 以下，仍可保持正常的立体视功能。

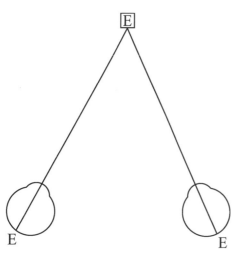

图 5-6-1 双眼中一眼处于模糊状态,容易发生弱视

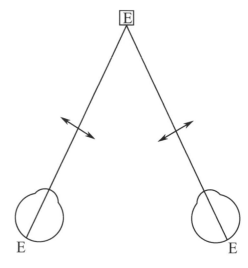

图 5-6-2 双眼像大小不等,出现融像困难

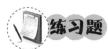练习题

一、单选题

1. 来自 5m 远的光线,经过调节静止的眼的屈光系统后,焦点落在视网膜之后,称为

A. 远视   B. 近视   C. 正视   D. 弱视

2. 屈光不正应包括

A. 远视、老视   B. 近视、远视、弱视

C. 近视、远视、散光、老视   D. 近视、远视、散光

3. 根据 Gullstrand 精密模型,眼球总屈光力在最大调节时为

A. 70.75D   B. 70.57D   C. 77.05D

D. 75.70D   E. 77.50D

4. 一般认为,双眼屈光参差的最大耐受度为

A. 3.00D   B. 1.00D   C. 2.50D   D. 2.00D

5. 正常情况下,婴儿为生理性的

A. 正视眼   B. 远视眼   C. 近视眼   D. 散光眼

6. 与轴性远视无关的是

A. 病理原因   B. 屈光指数

C. 以先天性为主   D. 眼轴长度

7. 调节型内斜合并的屈光状态常为

A. 近视   B. 混合散光

C. 一眼正视,另眼度数 >$-2.50D$ D. 远视

8. 近反射三联动指看近目标同时发生的

A. 调节、集合及瞳孔扩大　　　　　　B. 调节、集合及瞳孔缩小

C. 调节、集合及眼球内　　　　　　　D. 调节、集合及眼球下转

9. 屈光参差时屈光度高的眼易于发生

A. 近视　　　　　　B. 远视　　　　　　C. 散光　　　　　　D. 弱视

二、简答题

1. 什么是人眼正视化?

2. 请简述近视的分类及临床表现。

（张兴兵）

第六章

老　视

学 习 目 标

1. 掌握老视的概念以及临床表现,调节及其相关概念。
2. 掌握并分析老视与年龄的关系,阅读距离与调节需求的关系,"一半调节幅度理论"。
3. 掌握运用推进法、负镜片法、经验公式法及查表法进行调节幅度的检测。
4. 熟悉老视的发生机理。
5. 了解影响老视的其他相关因素。

知识拓展

　　老视,俗称"老花"或"老光",是一种自然的生理老化现象,是晶状体退化的临床表现。每个人从四十岁起会产生这种现象,这些症状随年龄增长而加重。我国自 1999 年就已进入老龄化社会,绝大部分 40~45 岁的人会悄悄出现看细小的字体模糊不清,需要将报纸、书本等拿远才能看清楚上面的字体的现象。

　　老视的发生发展与年龄直接相关,其他因素也对老视发生的早晚产生影响。本章节对老视的发生,机理,临床表现,影响因素一一进行阐述。

第一节　老视的概念和机制

　　老视的发生发展与年龄直接相关,其根本原因是年龄的增长直接引起调节力的变化,在学习老视之前,我们需要先认识调节。

一、调节以及其相关概念

　　1. 调节　人眼为了看清近距离的目标,通过睫状肌的收缩,使眼内晶状体曲率增加,从而增强了眼的屈光力,使近距离物体在视网膜上形成清晰的图像,这种为看清近物而改变眼的屈光力的功能称为眼的调节。

调节主要通过晶状体前表面曲率增加而获得。1885 年,黑姆霍尔茨通过对晶状体前表面和后表面成像研究发现,在调节的过程中晶状体的前表面向前拉伸,而晶状体的后表面几乎不变,在调节静态时,晶状体的前表面几乎是球形,曲率约为 11~12mm。在有调节需求时,睫状肌收缩,睫状小带松弛,晶状体由于自身弹性回缩而变凸,呈曲率 5mm 左右的球形,而晶状体的周边区几乎不发生甚至有变平坦的趋势,晶状体的后表面几乎不变。晶状体的前表面曲率随调节刺激的变化而变化(图 6-1-1)。

调节以及相关概念

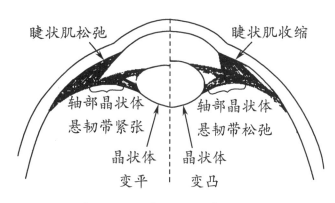

图 6-1-1 晶状体调节时变化

2. 近点 人眼在使用最大调节力时,能看清楚的最近一点,称之为调节近点,简称近点,此时眼的屈光力达到最高限度。正视眼和近视眼的近点均在眼前某一距离,远视眼的近点,取决于远视的程度和调节幅度的大小。

3. 远点 人眼在调节静止或无调节时,人眼能看清楚的最远一点,称之为调节远点,简称远点,此时眼的屈光力为最低,调节远点为视网膜黄斑中心凹的共轭焦点。正视眼的远点在无限远处,近视眼的远点在眼前有限距离,而远视眼的远点为一虚点,在眼球后面。

4. 明视范围 调节近点与调节远点之间的距离称之为明视范围,又称调节范围(图 6-1-2)。

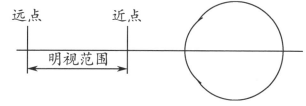

图 6-1-2 眼的近点、远点、明视范围

5. 调节力 调节作用时,因晶状体变化而产生的屈光力,以屈光度(D)为单位来表示。

$$A=1/P \tag{6-1-1}$$

其中 A 代表屈光力,单位为屈光度(D),P 代表注视距离,单位为米(m)。

6. 调节幅度 近点和远点所使用的调节力的差,称为调节幅度(AMP),调节幅度即为眼球所能产生的最大调节力。

调节力、调节幅度的计算

Hofstetter 早在 20 世纪 50 年代提出了年龄与老视关系的经验公式:

最小调节幅度 =15-0.25× 年龄(临床上最常引用)

$$平均调节幅度 = 18.5 - 0.3 \times 年龄$$
$$最大调节幅度 = 25 - 0.40 \times 年龄$$

二、老视

(一) 定义

老视指随着年龄的增长,晶状体弹性逐渐下降,睫状肌和悬韧带功能也逐渐变弱,引起眼的调节功能逐渐减弱,近视力减退,从而引起视近困难的现象,俗称老花。

老视不是病理状态,也不是屈光不正,而是一种进行性调节力下降的生理现象,是每个人的必经阶段。

(二) 发生和发展

根据 Donders 的统计,调节幅度下降从 15 岁已经开始,当调节幅度低于 5.00D 时,开始发生老视(年龄大约在 36~50 岁)临床上出现在 40 岁左右,有比较大的个体差异(图 6-1-3)。

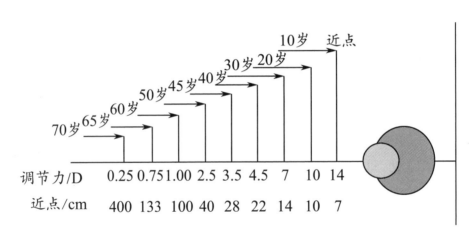

图 6-1-3　老视的发生和发展与年龄的关系

(三) 影响因素

1. 年龄　老视的发生和发展与年龄直接相关。人眼在青少年时屈光力最大,约为 15.00~25.00D,随着年龄的增大,晶状体的密度增大,调节能力逐渐下降,每年大约减少 0.25~0.40D 的调节量,到了 40 岁左右,眼的调节能力已不足以舒适地完成近距离工作,到了 50 岁左右,调节力更低,大部分都需要矫正。

例题　某顾客,50 岁,远视力正常,但不能在自己习惯的 30cm 阅读距离看书看报,试分析其调节力和阅读情况。

解:根据其年龄我们可以计算出其调节能力:调节幅度 = 15.0 - 0.25 × 50 = 2.50D。可见该顾客的近点在眼前 40cm,40cm 以内的目标无法在视网膜上清晰成像,因此调节力无法满足在 30cm 阅读距离看书看报。

2. 原有的屈光不正状况　远视眼比正视眼较早发生老视,正视眼比近视眼早发生老视。

3. 工作距离或者阅读距离 调节需求直接与工作距离有关,因此,从事近距离精细工作者容易出现老视的症状,从事精细的近距离工作的人比从事远距离工作的人出现老视要早。

4. 人的身材 身材高大者习惯的阅读距离较长,出现老视症状的时间靠后;身材矮小者,阅读距离较短,出现老视症状的时间提前。

5. 生活环境 由于高温对晶状体的影响,生活在赤道的人们,较早出现老视症状。

6. 其他 老视症状出现的早晚也跟药物、全身健康状况等有关。

(四) 老视眼发生的机制

调节时眼屈光系统的改变,主要表现在晶状体。关于调节机制的细微环节至今仍存在着争论,但是 Helmhotz 学说被认为最经典的调节机制。

Helmhotz 在 1885 年通过对晶状体的前表面和后表面成像的研究,得到这样的结论:在调节的过程中,晶状体的前表面向前拉伸,而晶状体的后表面几乎不变。在非调节的状态下,晶状体的前表面几乎是一球形,曲率半径是 11~12mm。在调节的状态下,晶状体的中间(约 3mm)范围变凸,成一曲率半径约为 5mm 左右的球体,而晶状体的周边区几乎不发生甚至有变平坦的趋势。晶状体的前表面曲率随调节刺激的变化而变化(图 6-1-4)。

Schachar(1992 年)提出新的调节假说:晶状体悬韧带分前部、赤道部和后部三部分,调节时晶状体处于张力紧张状态下。当调节时,睫状肌收缩,前、后部悬韧带松弛,赤道部悬韧带紧张,从而使晶状体赤道部张力增加,晶状体周边部变扁平,而晶状体中央部变凸,导致晶状体中央屈光力增大,能够近距离视物。晶状体直径随年龄增长而增大,每年约增大 0.25μm,使晶状体赤道部与睫状肌之间的距离缩短,前放射状睫状肌张力减小,作用于晶状体赤道部的牵张力下降,因而调节变得日渐困难,出现老视(图 6-1-5)。

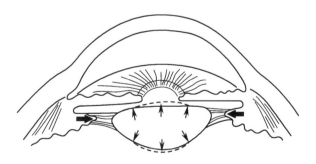

图 6-1-4 Helmhotz 调节理论

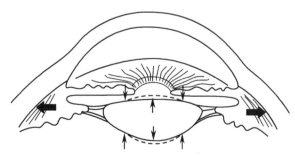

图 6-1-5 Schachar 调节假说

Schachar 调节假说虽然有一定的实验证据和临床经验,但当前众多研究依然支持 Helmhotz 调节理论,Schachar 调节假说在许多方面尚缺乏足够的客观的证据。

（五）临床表现

老视的不适感因人而异,它与个人的基础屈光状态、用眼习惯、职业及爱好等因素都有关系。

老视的临床表现

1. 近距离工作或阅读困难　阅读时看不清楚小字体,不自觉地将头往后仰或者把书、报纸放在更远的地方才可以看清楚,而所需的阅读距离随着年龄的增加而增加。

2. 阅读需要更强的照明度　晚上看书喜欢用较亮的灯光。因为光线较亮,瞳孔缩小,景深增加,而且文字之间对比度增加,阅读较为清晰。

3. 视疲劳　为了看清目标需要增加调节,常因睫状肌过度收缩和过度调节引起的过度集合,出现眼胀、头疼等视疲劳症状。

 知识拓展

远视和老视是一回事吗?

人上了年纪容易花眼,但也有例外。特别是老视和远视在表现上比较相似,有时候就会被混淆。

老视和远视的表现相似,都是近处东西看不清楚,需要配戴凸透镜帮助矫正。但两者有着本质的区别,老视是人体衰老时出现的自然生理现象,而远视属于屈光不正,是一种病理现象。

老视是中老年才会出现的一种生理现象,一般在45岁以后开始出现,而远视在任何年龄的人身上都可能发生。

老视主要是由于随着年龄增长,眼睛的晶状体弹性下降、睫状肌调节力量减弱,近处来的光线焦点无法正确落在视网膜上,导致看近不清楚,这和年纪大了腿脚不利索是一个道理,且左右两眼的老视程度也基本一致。远视与机体的老化无关,它是由遗传、外伤、疾病等造成的眼球屈光力过小或眼轴过短,致使屈光不正,不能形成清晰的图像,这种病理改变可能会让左右两眼出现不同程度的远视。

老视看近不清晰,但看远一般是正常的,配戴眼镜主要是为了矫正近视力,看远的时候不需要戴眼镜;远视的视近、视远能力都有缺陷,轻度远视可以通过睫状肌的调节来弥补,即使不戴眼镜看近看远都正常,但重度远视超出了眼睛的调节能力时,就需要配戴眼镜来同时矫正近视力、远视力。

远视和老视不是一回事,老人发现自己看近处不清楚后,不要随意到街上买副老花镜戴,而应尽早找眼科医生确认是什么原因。如果是远视,应根据程度轻重,确定是否需要配镜矫正,一般来说500度及以上的高度远视最好配镜。如果是老视,也需要经过检查验光确定度数,然后再配一副适合自己的老视眼镜。

第二节 老视及其检测的相关原理

一、一半调节幅度的经验理论

例题 某顾客,正视眼,50 岁,但不能再以自己习惯的 33cm 距离看书看报,试分析其调节力和阅读情况。

解答:根据其年龄我们可以算出其调节能力:调节幅度 =15.0-0.25×50=2.50D。可见该顾客的近点在眼前 40cm,40cm 以内的目标无法在视网膜上清晰成像,因此调节力无法满足在 33cm 看书看报。

一半调节幅度的经验理论:当人们所使用的调节力少于所拥有的调节幅度的一半以下时,才会感到舒适,并且可以持久阅读。若所需的调节力大于调节幅度的一半以上,就会出现视疲劳症状,这就是"一半调节幅度"的经验理论。

> 一半调节幅度的经验理论的定义以及计算

舒适阅读的前提条件是:阅读使用调节时能保留 1/2 的调节幅度。

例题 一正视眼顾客,45 岁,调节幅度为 3.50D,阅读距离为 33cm,请问是否需要配老花镜?

解:因顾客阅读距离为 33cm,所以视近阅读的调节需求为 3.00D,根据调节储备一半的经验,顾客最多使用可用调节的一半为 1.75D 视近阅读;这和 3.00D 调节需求的要求还有 1.25D 的差距,因此顾客需要配戴老花镜。

例题 一远视眼顾客,35 岁,OU:+3.00D,调节幅度为 8.00D,阅读距离为 33cm,请问是否出现老视现象?

解:顾客如果配戴 OU 为 +3.00D 的远用矫正镜,可用的调节幅度仍为 8.00D,根据调节储备一半的经验,顾客最多使用调节幅度的一半为 4.00D 视近阅读,所以顾客可满足 3.00D 调节需求的要求,因此顾客不需要配戴近用眼镜。但如果顾客没有配戴远用镜片视近时,顾客看 33cm 的物体,需要动用 +6.00D 的调节,而这超过他的调节幅度的一半,因此这是顾客出现了视近困难的老视的表现。这时需要配戴一副近用眼镜。

例题 一近视眼顾客,45 岁,OU:-3.00D,调节幅度:3.50D,阅读距离 33cm,请问是否需要配戴近用眼镜?

解:顾客在配戴 OU:-3.00D 远用矫正镜时,在阅读距离的调节需求是 3.00D,根据调节储备一半的经验,顾客最多使用调节一半为 1.75D 视近阅读,和 3.00D 调节需求还有 1.25D 的差距,因此顾客需要配戴近用镜。但是如果顾客没有配戴远用镜,看 33cm 的物体时,不需要动用调节即可看清,所以不需要配戴近用眼镜。

远视老视者裸眼时,要先使用一部分调节用于远视,视近阅读时需要的调节就高于其他人群,因此较其他人群早出现视近阅读调节不足的现象,近视裸眼看近时,可以少用一些调节,所以会比较晚出现老视症状,而戴镜时,老视是否出现只取决于他的调节幅度和阅读距离。

二、阅读距离与调节需求

案例教学 甲、乙两位顾客,都为50岁,远视力均为正常。甲是作家,视近距离要求25cm,乙为保安,视近距离要求100cm,请问哪位会有老视症状发生?

解答:根据调节幅度的经验公式,甲、乙的调节幅度均为2.50D。根据一半调节幅度的经验理论,他们可使用的调节幅度均为1.25D,甲要完成25cm的视近工作,需要4.00D的调节,显然不够,而乙要完成1m的视近工作,需要1.00D的调节,显然充足。因此甲会出现老视症状,而乙不会出现。

由此可以看出老视的出现和阅读距离密切相关,是否需要配近用眼镜取决于阅读距离和调节幅度。

在屈光全矫的情况下,阅读距离与调节需求的关系见式(6-2-1):

$$调节需求 = 1/调节距离 \qquad (6-2-1)$$

其中,调节需求的单位为屈光度(D),阅读距离的单位为米(m)。

三、近用附加度(ADD)

1. 调节幅度的测量 近点和远点所使用的调节力的差,称为调节幅度。即眼球所能产生的最大调节力。远距离屈光矫正是为了视远清晰,是使得顾客在不使用调节的状态下,获得最佳视力,所获得的处方为远用

ADD 的测量、计算

处方,近距离验光是对于近视力所做的屈光矫正,所获得的处方为近用处方,两者之差为近用附加度(ADD)。

有几种可以测量的方法:推进法、负镜片法、年龄与老视的经验公式法、查表法等。

(1) 推进法:其原理在于先对顾客进行远屈光矫正,这样只要找出调节近点,即产生最大调节反应的调节刺激位置,就能得到顾客的调节幅度。在检测中要将合适的视标逐渐移近顾客直至近点。

(2) 负镜片法:其方法是在远屈光矫正后,将视标固定于40cm处,眼前逐渐增加负镜片度数直至顾客不能看清视标。调节幅度即所增加的负镜片绝对值加上40cm处已使用的调节力(2.50D)。

原理在于对于固定一点的调节幅度分为两部分,一部分是已经使用的调节,另一部分是尚未使用的调节。用负镜片刺激出未使用的调节,再加上已使用的调节就得到全部的调节,即调节幅度。

(3) 年龄与老视的经验公式法:Hofstetter早在20世纪50年代提出了年龄与老视关

系的经验公式：

$$最小调节幅度 =15-0.25\times 年龄(临床上最常引用)$$

$$平均调节幅度 =18.5-0.30\times 年龄$$

$$最大调节幅度 =25-0.40\times 年龄$$

（4）融合性交叉柱镜：融合性交叉柱镜（FCC）是由两个轴向互相垂直的度数相同而符号相反的柱镜所组成，度数通常为 $\pm 0.25D$、$\pm 0.50D$ 等，交叉柱镜的手柄与交叉柱镜的正轴和负轴的夹角都是 $45°$（图 6-2-1）。

利用交叉柱镜，在双眼融像的条件下，检测一定调节刺激下的调节反应，即调节滞后或调节超前，老视前期或老视初期均表现为调节滞后。

FCC 的注视视标为 "#" 字视标，是两组相互垂直的直线构成的，位于近距。在被

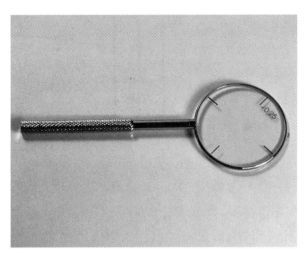

图 6-2-1　交叉柱镜

检眼前加上 $\pm 0.50D$ 的交叉圆柱镜，置负柱镜的轴位在 $90°$，视网膜上的像就会由于附加了这个交叉圆柱镜而从原来的一个焦点变成两条相互垂直的焦线（图 6-2-2），并且水平焦线在视网膜前，垂直焦线在视网膜后。会出现如下三种情况：

1）调节刺激等于调节反应：当被测者注视眼前视标时，如果调节反应等于调节刺激，最小弥散圆落在视网膜上，则看到水平和垂直的两组线条一样清晰（图 6-2-3）。

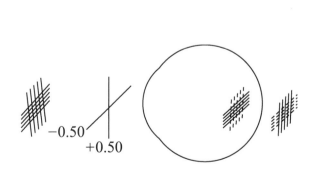

图 6-2-2　融像性交叉柱镜的检测原理

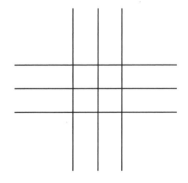

图 6-2-3　FCC 格子状视标

2）调节刺激小于调节反应：表现为调节超前，则最小弥散圆就聚集在视网膜前，这时垂直线离视网膜近，水平线远，因此垂直线组比水平线组清晰（图 6-2-4）。事实上在顾客所具有的最大调节力大于调节刺激时，为维持物像的清晰，所动用的调节力总是与调节刺激时相等的，所以一般情况下，调节超前的现象少见，除非出现调节痉挛的现象。

3）调节刺激大于调节反应：如果被测者的调节能力不足，那么最小弥散圆就不能聚焦在视网膜上，而是在视网膜后，从而感觉到水平线组比垂直线组清晰一些（图 6-2-5）。

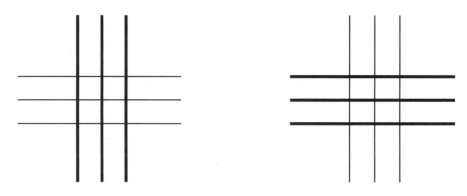

图 6-2-4　FCC 格子视标：调节超前　　图 6-2-5　FCC 格子视标：调节滞后

（5）查表法：Donder 通过大量的临床检测，列出了不同年龄组的调节幅度的情况，可供我们参考。从表中（表 6-2-1）的调节幅度我们也可以大致的了解不同年龄所需的阅读附加的范围。

2. 调节幅度测量的影响因素

（1）单眼和双眼测量：推进法和负镜片法可单眼也可双眼测量，在双眼测量时，因为顾客要使用集合性调节，所以测得的调节幅度高于单眼测得的值，差别有 1.00D 左右。

（2）负镜片法中，因视标位置固定，在负镜片不断增加时，视标在顾客眼中所成的像逐渐变小，而推进法中，随着视标的逐渐移近，视标在顾客眼中所成的像逐渐变大。因此负镜片法所测得的调节幅度比移近法偏小。这导致两种方法所测量的结果有一定差别。

3. 近用附加度的计算　　近用附加度是老视验光的开始，它的大小取决于随着年龄增大而减少的调节幅度，与是否可以满足视近阅读所需要的调节需求量相关。近用附加度与年龄成正比，年龄越大，调节幅度越小，因而近用附加度也就越大。近用附加度与阅读距离成反比，阅读距离越远，调节需求就越小，因而近用附加度就越小。根据"一半调节幅度"经验理论，当人们所使用的调节力少于所拥有的调节幅度的一半以下时，才会感到舒适并能持久阅读。于是我们可以得出：

$$ADD = L_s - 1/2Amp \tag{6-2-2}$$

其中 L_s 为调节需求，单位为屈光度（D），Amp 是最小调节幅度。

例题　李女士，46 岁，远视力正常，近段时间自觉看书模糊，而且长时间阅读眼部酸胀，自觉老花，前来配镜。检查结果：远屈光正常，近视力双眼均为 0.6，阅读距离约为 33cm。请计算近用附加度。

解：

1. 首先根据 33cm 的阅读距离，计算出她的调节需求 $L_s = 1/$ 阅读距离 $= 1/0.33 = 3.00D$。

2. 其次根据年龄与调节的关系，最小调节幅度 $Amp = 15.0 - 0.25 \times 46 = 3.50D$。

3. 再根据"一半调节幅度"的经验理论，算出近用附加度 $ADD = L_s - 1/2Amp = 3.00-$

表 6-2-1 各年龄的调节幅度正常值(以角膜前 15mm 为前主焦点)

年龄 / 岁	调节			年龄 / 岁	调节		
	最小值 / D	平均值 / D	最大值 / D		最小值 / D	平均值 / D	最大值 / D
8	11.6	13.8	16.1	38	4.2	6.4	8.5
9	11.4	13.6	15.9	39	3.7	6.1	8.2
10	11.1	13.4	15.7	40	3.4	5.8	7.9
11	10.9	13.2	15.5	41	3.0	5.4	7.5
12	10.7	12.9	15.2	42	2.7	5.0	7.1
13	10.5	12.7	15.0	43	2.3	4.5	6.7
14	10.3	12.5	14.8	44	2.1	4.0	6.3
15	10.1	12.3	14.5	45	1.9	3.6	5.9
16	9.8	12.0	14.3	46	1.7	3.1	5.5
17	9.6	11.8	14.1	47	1.4	2.7	5.0
18	9.4	11.6	13.9	48	1.2	2.3	4.5
19	9.2	11.4	13.6	49	1.1	2.1	4.0
20	8.9	11.4	13.4	50	1.0	1.9	3.2
21	8.7	10.9	13.1	51	0.9	1.7	2.6
22	8.5	10.7	12.9	52	0.9	1.6	2.2
23	8.3	10.5	12.6	53	0.9	1.5	2.1
24	8.0	10.2	12.4	54	0.8	1.4	2.0
25	7.8	9.9	12.2	55	0.8	1.3	1.9
26	7.5	9.7	11.9	56	0.8	1.3	1.8
27	7.2	9.5	11.6	57	0.8	1.3	1.8
28	7.0	9.2	11.3	58	0.7	1.3	1.8
29	6.8	9.0	11.0	59	0.7	1.2	1.7
30	6.5	8.7	10.8	60	0.7	1.2	1.7
31	6.2	8.4	10.5	61	0.6	1.2	1.7
32	6.0	8.1	10.2	62	0.6	1.2	1.6
33	5.8	7.9	9.8	63	0.6	1.1	1.6
34	5.5	7.6	9.5	64	0.6	1.1	1.6
35	5.2	7.3	9.3				
36	5.0	7.0	9.0	...	...	...	...
37	4.5	6.7	8.8	70	0.6	1.0	1.6

$1/2 \times 3.50 = 1.25D$。

因李女士不需要远屈光矫正，因此直接给李女士双眼分别加上 +1.25D 近用附加度，开始老视验光。

例题 罗先生，48 岁，近视眼顾客，近来感觉戴远用镜片看近困难，容易疲劳，视远无异常。检查结果：OU：-3.00D，阅读距离约为 25cm，用推进法测得其调节幅度为 3.00D。请计算近用附加度。

解：

1. 首先根据 30cm 的阅读距离，算出他的调节需求 $L_s = 1/$ 阅读距离 $= 1/0.25 = 4.00D$。

2. 根据推进法测得其调节幅度为 3.00D。

3. 再根据"一半调节幅度"的经验理论，算出近用附加度 $ADD = L_s - 1/2 Amp = 4.00 - 1/2 \times 3.00 = 2.50D$。

因罗先生需要 OU：-3.00D 的远屈光矫正，因此在此远屈光矫正度数的基础上，再给双眼分别加上 +2.50D 的近用附加度，开始老视验光。

四、验证近附加

1. 负相对调节（NRA）/ 正相对调节（PRA） 负相对调节（NRA）是指在集合固定（某一双眼固视点）的情况下能放松的调节，它可以用正球镜替代，因此可用加正球镜至模糊的方法测量，该增加的正球镜量就是负相对调节量。正相对调节（PRA）是指在集合固定（某一双眼固视点）的情况下，还能使用的调节量，它可以用负球镜刺激出来，因此可以用增加负球镜至模糊的方法测量，该增加的负球镜量就是正相对调节量。

由于 NRA 是指顾客已经使用的调节，而 PRA 是指顾客尚未使用的调节，因此理论上两者的绝对值之和就是顾客的调节幅度。

当我们把阅读距离作为双眼固视点时，又要遵从老视验光的"一半调节幅度"原则，此时，顾客可增加或减少的调节力应该相等，也就是负相对调节（NRA）与正相对调节（PRA）的值相等。因此我们可以通过测量负相对调节（NRA）和正相对调节（PRA）来检验近附加（ADD）是否合适，并通过测量结果来对 ADD 进行调整，从而完成验证 ADD 的工作。

例题 张先生的工作距离是 40cm，远用屈光全矫，在老视验光中，先给予 +1.50D 的近附加。在此基础上双眼同时进行负相对调节（NRA）/ 正相对调节（PRA）测量，结果是 NRA 为 +3.00D，PRA 为 -2.00D。请问如何调整近附加？

解：张先生 NRA 为 +3.00D，PRA 为 -2.00D。说明张先生在 40cm 工作距离时，还有 +3.00D 的调节放松空间，只有 -2.00D 的调节刺激空间，所以应该做以下调整：通过增加近附加，使得负相对调节（NRA）= 正相对调节（PRA），那么近附加调整的量就应该是 [(+3.00) + (-2.00)] ÷ 2 = +0.50D。那么调整后的近附加为 ADD 与调整量的和 +2.00D。

因此，我们在验证近附加中常用 (NRA+PRA)/2 的值作为近附加的调整量计算公式如

式(6-2-3):

$$验证性 ADD=ADD+(NRA+PRA)/2 \qquad (6\text{-}2\text{-}3)$$

2. 双色试验法 我们可见的日光由不同色光叠加组成,各色光的波长、频率不同(赤、橙、黄、绿、青、蓝、紫波长由长到短排列)。不同波长的光线在同一屈光介质中折射率是不等的。波长越长的光线,折射率越低,波长越短的光线,折射率越高。眼作为一个系统,天然存在色像差这一光学缺陷,即折射率不一样的光波最终在眼底成像的位置不一样。

正视眼中,红、绿光的像与视网膜之间具有对称的屈光差及相近的亮度。对于正视眼而言:波长为570nm的黄光恰好聚焦在视网膜上,波长620nm的红光,折射率小,聚焦在视网膜后,相当于远视+0.24D;波长535nm的绿光,折射率较大,聚焦在视网膜前,相当于近视−0.20D。二者在正视眼视网膜上形成的光斑大小相等,因此观看红绿视标时红绿的感觉相当。对于远视眼而言,则绿光成像更靠近视网膜;对于近视眼则红光成像更靠近视网膜。双色试验时,应该先看绿色视标,再看红色视标,再看绿色视标,对比两者的清晰程度,红色视标清楚选择加负镜片,绿色视标清楚则加正镜片,至红绿视标等清晰即可(图6-2-6)。由于双色试验是由波长的折射率决定的,与视网膜本身的感觉色素没有关系,所以,该方法也可用于色盲的顾客,只是提问的方式有所不同。

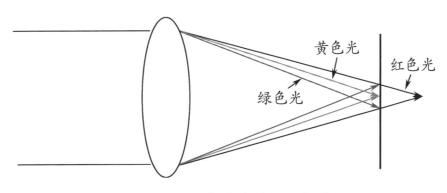

图 6-2-6 双色试验原理示意图

在老视验光的验证近附加中,也可以采取红绿试验法。顾客远用屈光全矫,而后双眼阅读距离看近视标卡中的红绿视标,会出现以下三种情况:

①红清晰,绿模糊,说明ADD过大,顾客表现调节超前,应递减+0.25D的正球镜。

②红绿一样清晰,说明ADD正好合适。

③绿清晰,红模糊,说明ADD过小,顾客仍调节滞后,应递增+0.25D的正球镜。

3. 动态检影法 动态检影法(MEM)是通过近距离动态检影,了解顾客调节滞后或调节超前,从而对近附加进行调整的方法。顾客在完全远屈光矫正和ADD的基础上,将中央有一个窥孔的MEM检影镜卡安装在检影镜上(保证检影距离与顾客阅读距离一致),当顾客在日常照明和习惯阅读距离观察视标时,快速检影。顺动表示调节滞后,逆动表示调节超前,中和现象表示调节刺激和调节反应相等。检查者中和至不动所需的镜片度数即为近附加的调整量。

五、确定近附加

1. 清晰范围法或微调法

（1）清晰范围法：某顾客是正视眼，他的阅读距离是 40cm，当做完验证近附加后，我们把顾客注视的视标先由 40cm 逐渐缓慢远移，当移至 60cm 时顾客报告视标模糊；而后我们将视标从 40cm 逐渐缓慢近移，当移至 25cm 时顾客报告视标模糊。由此可以看到顾客前后移动视标的距离基本一致，可判断出顾客近附加合适。反之，要进行微调，清晰视觉范围太远（移远距离大于移近距离），可增加 +0.25D 使之靠近；清晰视觉范围太近（移近距离大于移远距离），可减少 +0.25D 使之远离。但调整时，要双眼度数同时同度数调整，以保证双眼像清晰度一致。

（2）微调法：在老视验光的测试中，如 NRA/PRA、FCC 和 MEM 等也可选用 40cm 标准视近距离进行检测，但最终结果要根据顾客的实际阅读距离、身高、近视力等具体情况进行微调，可酌情加减 +0.25D 的镜片进行微调。

2. 试戴　试戴一般为 15~30 分钟的戴镜阅读，根据舒适与否进行调整。此时要注意试戴架的瞳距是否合适，插片时也应该要注意球镜在内，柱镜在外，不仅仅要询问顾客清晰与否，还要观察顾客的舒适度和持久度。

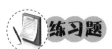
练习题

一、单选题

1. 大多数老视**不具有**以下哪个特点

　　A. 视近困难　　　　　　　　　　　　B. 阅读需要更强的照明度

　　C. 外斜视　　　　　　　　　　　　　D. 视近不能持久，易出现视疲劳

2. 调节时，眼屈光系统的改变，主要表现在

　　A. 晶状体　　　　　B. 玻璃体　　　　　C. 虹膜　　　　　D. 瞳孔

3. 负镜片法中，因视标位置固定，在负镜片不断增加时，视标在顾客眼中所成的像逐渐

　　A. 变小　　　　　　B. 变大　　　　　　C. 不变　　　　　D. 无法判断

4. 下列**不参与**调节的组织有

　　A. 睫状体　　　　　B. 晶状体　　　　　C. 玻璃体　　　　　D. 悬韧带

5. 下列**不属于**屈光不正眼的是

　　A. 远视眼　　　　　B. 近视眼　　　　　C. 老花眼　　　　　D. 散光眼

二、简答题

1. 请简述老视的临床表现。

2. 请简述"一半调节幅度"经验理论。

　　　　　　　　　　　　　　　　　　　　　　　　　　　　　　　　　　（罗元元）

第七章

镜　片

●● 学 习 目 标 ●●

1. 掌握渐变焦镜片、非球面镜片、镀膜镜片、偏光镜片及等像镜的概念及各镜片的特点,渐变焦镜片不同镜片设计的特点,镀膜镜片各类膜层的作用。

2. 熟悉渐变焦非球面镜片中各镜片设计的目的和双光镜的类型。

3. 了解各类镜片设计的基本原理。

第一节　单光镜、双光镜和三光镜

随着年龄的增长,人眼的调节功能逐渐下降,视近困难的现象随之出现,即老视。为了解决这一问题,我们需要一些阅读镜辅助视近,常用的有单光的老视眼镜、双光眼镜及渐变焦眼镜(又称为“渐近多焦点眼镜”“渐变镜”“渐进镜”)。

一、老视单光眼镜

老视单光眼镜(又称单焦点镜),即人们常说的“老花镜”,由于它价格低廉,无像变区,是许多轻度老视人群初次配戴近附加眼镜时的首选。但由于它仅能保证近阅读距离处的物像清晰,而中、远距物像空间却无法获得清晰视觉,因此传统的老视单光眼镜仅是一种理想的老视近用矫正镜,并非完美的老视眼镜。

二、双光镜

(一) 双光镜的概念

为满足老视者既能看清近处物体又能看清远处物体的需求,双光眼镜应运而生。所谓双光镜就是将两种不同屈光力的镜片磨在同一镜片上,成为两个区域的镜片。镜片的上部为视远区,下部视近区,通常以 33cm 作为参照距离进行设计。

双光镜也可看作是由两种镜片所合成,其中主片常作为视远矫正,其光心称为视远光心,用 O_D 表示;子镜片常作为视近矫正,加在主片上,如果子镜片位于主片下方则称为下子片,位于主片上方则称上子片,本节主要讲下子片双光镜。子镜片的光心称为子片光心,用 O_S 表示。子镜片阅读区的光心,称为视近光心,用 O_N 表示,其位置随 O_D、O_S 及主片和子镜片屈光度而定,有时甚至不在镜片上(图 7-1-1)。

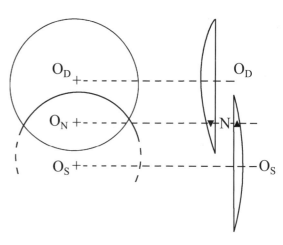

图 7-1-1 O_D、O_S 和 O_N 的相对位置和相应的棱镜效应

(二) 双光镜的类型

根据制作方法的不同,双光镜可以分为四类:①分离型双光镜(富兰克林式),即由两个独立的镜片分别作为视远和视近区拼接而成;②胶合型双光镜,即将子镜片用胶粘着到主片上;③整体型双光,即在同一基体上将远、近两个视区制成两个不同的曲率,形成两个光焦度;④熔合型双光镜,是将折射率较低的镜片做主片,折射率较高的镜片材料在高温下熔合到主片的凹陷区制成的。

根据子镜片的形状不同还可分为圆顶双光、平顶双光(图 7-1-2)。

(三) 双光镜的像跳

当人眼转动使视线跨越视远区与视近区的分界线时,视觉会出现跳动的现象,这是由于子片产生的底向下的棱镜效果导致的。如图 7-1-3 所示,当视线从视远区转向视近区时,本应移至目标 3 的视线因遇到由子片形成的棱镜效果发生偏折,移至目标 4,使得阴影区的光线不能进入眼,从而形成一个盲区(图中阴影区域),在变化位置时又突然出现,产生像跳。这一棱镜效果的量等于子片顶到子片光心的距离(单位为 cm)与近附加度(单位为 D)的乘积。由此可见,此距离越大或者近附加度越高,则像跳越明显。为了减少像

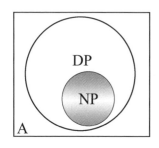
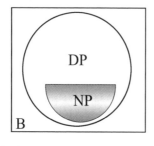

图 7-1-2 不同子镜片类型的双光镜
A. 圆顶双光;B. 平顶双光

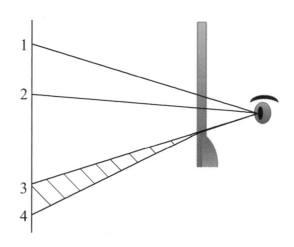

图 7-1-3 像跳示意图

跳效应,子片的直径通常不宜太大,厚度也尽量可能薄。一些双光镜将子片光学中心放到子片分界线上,以此来消除像跳效应,如一线双光镜。但这种设计的双光镜分界线较明显,外观不够美观。

三、三光镜

虽然双光镜能带给老视者较为满意的近用及远用视力,但其设计中没有考虑中距的视力矫正问题,因此不能获得足够清晰的近点以外的中距离视觉。三光镜包含三个焦度,分别用于视远、中、近距离,称为视远区、中间区和视近区(图7-1-4)。

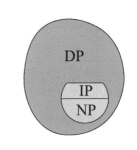

图 7-1-4 平顶三光镜 DP、IP 和 NP 分别代表 视远、中距和视近区域

中间区附加度的量用中近比来表示。中近比是指近附加度的百分比。

$$中近比 = 中间附加 / 近附加 \times 100\% \qquad (7\text{-}1\text{-}1)$$

配戴者的需求不同,中近比的大小也不一样,一般中间距离范围较远,则此比值需低些,35%~45% 为宜;如果范围较近,则中近比要高些,60%~70% 为宜。

三光镜的设计仍存在一定缺陷,在实际配戴时,尤其是对于调节幅度较小的中、高度老视者来说,三光镜并不能提供真正意义上的从远点到近点、全程连续的清晰视觉,同时与双光镜一样,三光镜也存在像跳问题。

第二节 渐变焦镜片

不论双光镜,还是三光镜都不能提供真正意义上由远至近的连续清晰视觉。此外,像跳效应及某些类型镜片的分界线较明显等都影响了配戴者对镜片的满意度。渐变焦镜片很好地解决了上述问题,它既解决了不同注视距离的视觉矫正问题,又消除了像跳,同时镜片表面无分界线,外观更美观,这使得其渐渐成为目前老视者配镜的最佳选择。

 知识拓展

渐变焦镜的历史

早在 1776 年,美国政治家、科学家本杰明·富兰克林就发明了双光眼镜。依据双光镜的设计原理,有人设想将多个焦度的透镜合在一起,但这样的镜片根本无法配戴,因为像跳和明显的不适。1907 年,欧文首次提出了渐变焦镜片的构思,他的构思来源于大象的鼻子。我们知道,大象的鼻子是由上及下逐渐由宽变窄,这也符合人眼对于看远、看中和看近所需求的不同的视野范围。同时,镜片前表面的曲率从镜片上部到底部连续增加,从而使镜片屈光力从位于镜片上部的远用区开始连续增加,直至在镜片下部的近用区达到所需的近用屈光矫正度数。但欧文仅提出了构思,并未实际制作。法国人贝·梅特纳兹是第一个将关于渐变焦镜片的构思转化为商品并投入销售的设计者。从 1951 年同依视路公司开始研磨设计镜片起,到 1959 年第一副渐变焦镜片进入商业领域,这期间经历了多次失败和调整,在当时没有计算机和先进的设备的情况下,研究人员需要进行大量的函数计算和设计,研究条件十分艰苦。随着计算机和临床应用研究的发展,先进设计软件和仪器应用于镜片的设计和开发,才使渐变焦镜片取得了巨大的发展。

一、渐变焦镜片的基本结构

渐变焦镜片包括远用区、中间过渡区、近用区、周边区四部分(图 7-2-1)。

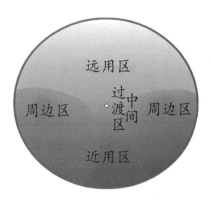

1. 远用区　渐变焦镜片的上方为视远区,此区域的屈光力固定,即矫正视远屈光不正。

2. 中间过渡区　中间过渡区域是连接视远区与视近区的部分。中间过渡区域的中间部分称为"渐变槽(通道)",为视觉的可用部分,渐变槽从视远区的配镜十字开始,逐渐连续增加屈光力至视近部分达到一个固定值。这一屈光力的连续增加是通过镜片前表面曲率的连续变化达到的,因此镜片上并不存在分界线,所以渐变焦镜片不会出现像跳效应。

图 7-2-1　渐变焦镜片的表面区域

3. 近用区　镜片下方为视近区,此区域的屈光力也是固定的,亦无明显像差存在。

4. 周边区　因渐进片的设计及工艺使得镜片两侧存在无法完全消除的像差区(主要为散光像差和棱镜像差)。像差区会导致配戴者视物变形,尤其是从渐变区向旁边看出时,这种感觉更明显。

二、渐变焦镜片的标记

渐变焦镜片上的标记包括可以去除的临时性标记和激光永久性标记(图 7-2-2)。前者在镜片上直观可见,也称为显性标记,包括远用参考圈、配镜十字、水平标志线、棱镜参考点、近用参考圈。

渐变焦镜片的标记

远用参考圈是测量镜片远用度数的区域,配镜十字需与视远时瞳孔中心相重合(第一眼位),镜片两侧的水平标志线可以供配镜时确定水平,棱镜参考点是测量镜片棱镜度的位置,镜片下部的近用参考圈是测量近用度数之处,需要注意的是,测量镜片近用区度数时,是测量前顶点度数。

以上标记在配镜完成前都应该保留在镜片表面上,方便核对镜片信息。如果被清除,

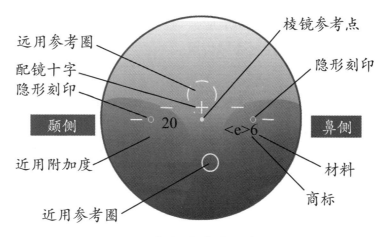

图 7-2-2 渐变焦镜片的表面标记

可以通过永久性标记来重新标记。镜片上的激光永久性标记需要借助阳光或者灯光,仔细辨认才能看到的,通常包括以下几部分:

(1) 隐形刻印:是棱镜参考点两侧的两个小圈(或者三角形,不同品牌标识不同)。借助镜片测量卡和此刻印可以恢复镜片上的显性标记(图 7-2-3)。

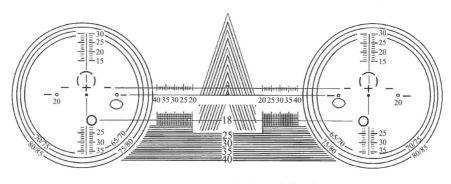

图 7-2-3 镜片测量卡举例

(2) 近用附加度:颞侧隐形刻印下方标记镜片的下加光度数,一般用两位数字表示,如 20 代表下加光为 +2.00D。

(3) 品牌和折射率:鼻侧隐形刻印下方标记镜片的商品品牌和材料折射率。如标记"6",代表镜片的折射率为 1.6。

三、渐变焦镜片的优势与不足

1. 渐变焦镜片的主要优点

(1) 全程、连续清晰视觉。

(2) 无像跳效应。

(3) 不同注视距离调节力相对稳定,调节需求基本和老视发生前的状态一样。当视线从一个注视区域进入到另一个区域时,调节的过程也更自然,无波动式变化。

（4）符合生理光学，视觉自然，容易适应。

（5）无分界线，外观更美观，且无环形盲区。

2. 渐变焦镜片的不足之处

（1）像差区对视觉的影响：散光像差会影响视物的清晰度，导致物像变形。棱镜像差引起的棱镜效应会导致物像偏移、变形，即"曲线效应"。"曲线效应"的动态效果就是常说的"泳动现象"。"泳动现象"是由于同一镜片颞侧和鼻侧对应点和镜片对应点处棱镜效应不平衡导致戴镜者感觉周边视野物体出现晃动，好似在水面上游泳。

（2）中、近距离视野较小，"泳动现象"也说明了这一点。

（3）眼位、头位运动相对增加。由于中、近距离视野较小，所以进行中、近距离工作时，头部水平运动增加，以保持视线在阅读区内，减少像差的影响。与双光镜相比渐变镜远用区与近用区间的过渡距离较长，因此由远视近时，眼的下转运动增加。

四、渐变焦镜片的设计

（一）主要设计参数间影响

虽然现在的渐变焦镜片还存在一些缺憾，如镜片上有像差区，但目前的技术和工艺还无法做出无像差区的镜片，因此仅能寻求一个折中的设计方式。渐变镜的主要设计参数间相互关联、相互影响：

1. 视远区、视近区面积的大小　视近区中心常位于远用参考圈中心下方 10~18mm，内侧 2~3mm，当渐变长度固定时，近用附加度越高，视近区中心位置越高、鼻侧偏移量越大，视近区的可用范围变窄。

2. 像差的类型、数量、变化梯度、分布范围　渐变区度数的变化速率（即渐变度）较大，则像差较集中。由于视近区为球性设计，所以视近区越宽，其周边诱发出来的散光就越大。诱发性周边变形散光同样随附加度数的变化而改变，近用附加度数越大，周边变形问题就越明显。

3. 渐变区的可用视觉长度和宽度　渐变镜的变化梯度较大，则屈光力增加较快，渐变区相应较短也相对较窄。

（二）设计目标

理想的渐进片的设计目标是：

1. 有效的视觉区域尽量大。

2. 渐变区尽量短。

3. 像差变化柔和，更易被适应。

（三）设计分类

合理的镜片设计是渐变焦镜片成功与否的关键，渐变镜的设计可分为以下 4 种：

1. 球面设计和非球面设计　早期的渐变焦镜片的视远区前表面为球面设计。为了减少周边像差的影响，1974 年设计师提出了一种新的设计方法，即在镜片视远区周围保留少量散光,这样散光像差分布到周围更大的区域,使得散光像差的密度减少,而视远区周边的少量散光也不会明显影响戴镜者对镜片的适应,这种设计方式即为非球面设计。非球面设计的镜片中心厚度也更薄,镜片重量更清,放大率更小。

2. 硬式设计和软式设计

(1) 硬式设计:有的镜片渐变区较短,镜度和散光像差的变化较快,称作硬式设计(图7-2-4A)。

硬式设计的优点有:1) 近附加增加快,渐变区短,视近区位置高;2) 视近区和视远区范围大,可用于做高近附加的镜片;3) 散光像差相对集中。但由于散光像差相对集中密集,增加的速度也较快,所以适应较困难,需更长的时间。而且此设计的渐变区也比较窄。

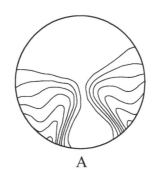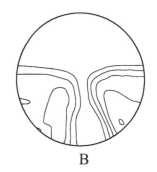

图 7-2-4　硬式设计和软式设计的渐变镜的柱镜镜度图比较(近附加 +2.00D)

A. 硬式设计;B.软式设计

(2) 软式设计:软式设计(图7-2-4B)的特点是从视近区至周边的变化比较缓慢,当配戴者眼球水平转动离开视远区域时,也会有多余的散光增加,但增加的速度比较缓慢。戴镜者从视远区至视近区的度数过渡比较慢,所以软式设计的渐变区较长也较宽,这也意味着配戴者需要将眼球下转至更下的位置才能到达完全附加的区域。

软式设计的优点是配戴者容易适应,看周边物体时变形比较少,头转动时,"泳动现象"比较少。软式设计的视近区域比较小,允许像差分布在较大的区域,甚至可以分布到镜片上半部分,这样变形散光就不那么致密,成像变形也不那么明显了。软式设计镜片的缺点是镜片上半部分视远区的视觉清晰度稍差,使用视近区时眼睛需要更多的下转运动才能到达较小的视近区域。

但是现在没有对软式设计或硬式设计做严格的区分,现代的设计方法也称之为新型的软式设计,实际上是介于典型的软式设计和硬式设计之间。硬式设计虽然有适应时间长且难以适应的缺点,但它也有渐变区域短、视近区高的优点。软式设计虽然比较容易适应,但是视近区小且位置低,眼球需要转动得更多才能方便看近。而新型的软式设计则是在渐进区12mm使近用附加度增量达到85%,而剩余的6mm完成其余15%的增加,所以它兼具了硬式设计渐变区短和视近区高的优点及软式设计像差分布广和变化柔和的特点。

3. 单一设计和多样设计　单一设计是指同一系列渐进镜,不考虑下加度的大小,渐变区屈光力的变化形式都一样。早期渐进镜都属于这种设计,但它不符合老视发展的生理特点。轻度老视者自身的调节幅度还较高,看中距离物体时无需近用附加度就可以看清。但随着老视度数的加深,其调节储备越来越少,无法调动自己眼睛的调节力看清中距离的物体,需要有一定的近用附加度帮助,因此中间渐变区度数的变化也应有相应的调整,即多样性设计。所谓多样性设计,就是对不同的近用附加度,其渐变区过渡度数的变化均不一样。虽然从理论上讲这样设计的镜片各不相同,但是多样设计镜片在随加光度数调整设计样式的同时,也保证同一样式系列镜片具有一定的共同特征。

4. 对称设计和非对称设计　简单地说,对称设计就是镜片可任意用于左眼或右眼;而非对称设计就是左右眼镜片的设计不同。对称设计的近用阅读区域同远用区是垂直的,这忽视了人在阅读时双眼的会聚作用,因人眼在看近时需要 5mm 左右的集合,所以戴用这样的镜片在阅读时会存在 5mm 的视线互差。为避免此情况的出现,在加工时需要对称性的将镜片向内旋转,不但难以保证精确性,又很容易出现周边区像差对鼻侧视野的像干扰。非对称的设计(图 7-2-5)方法是在生产过程中将近用区向鼻侧内移,单只镜片内移 2.5mm 左右,这样比较符合人眼的视觉生理习惯,同时也在两眼镜片对应位置的像差处理进行适度平衡,改善了配戴者的视觉效果。

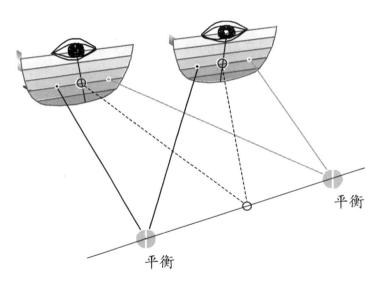

图 7-2-5　渐变镜的非对称设计

五、验配对象的选择

选择合适的验配对象是渐变镜验配成功的关键。以下人群比较适合验配渐变镜:

1. 希望避免单光镜在看近和看远时需频繁摘戴的麻烦。
2. 对双光或三光镜的外观不满意,不愿意配戴者。
3. 喜欢尝试新事物,有中、近距离工作需求的中老年人。
4. 进入老视态不久。
5. 个子较高、脖子较长、脊柱灵活性较好。
6. 无晕车、内耳疾病等情况。
7. 有较好的阅读习惯。如坐姿好,背挺得较直等。

以下人群在推荐渐进镜时要谨慎:

1. 不满足上述适宜条件者。

2. 视觉需求不同者,工作中需用镜片上方视近、下方视远者,如图书管理员、建筑工人等。

3. 双眼屈光参差者,等效球镜超过 2.00D,特别是垂直子午线屈光力差异超过 2.00D者,以免两眼垂直棱镜差异过大。

知识拓展

由于渐变焦镜片的加光设计,即阅读用正镜附加的功能,除为老视者使用外,还可适用于某些特殊情况,如临床上常用于儿童双眼视觉功能异常(如调节不足、调节疲劳及集合过度)的矫治和近视控制。此类双眼视功能异常的儿童,需要在近距工作时附加一定度数的正镜。虽然他们可以使用近距单光阅读镜或双光镜,由于单光镜片的取戴更换不便、双光镜片外观问题和中间视觉的缺失而限制了应用。

第三节　非球面镜片

球面镜片是我们较为熟悉的一种传统的镜片类型,其表面规则,有特定的曲率半径,但由于它存在一些缺陷,如像差问题,正逐渐退出镜片市场主力军的位置,与此同时“非球面镜片”这一概念也越来越被普通消费者所熟悉。

一、非球面镜片的概念

非球面镜片是专指那些为了消除或减少镜片像差,而将镜片表面的曲率按照一定的规律和原则来设计,整个表面的曲率半径都不同的镜片。

知识拓展

球 面 像 差

由光轴上同一物点发出的宽光束,通过镜片后,在像空间不能会聚成一点,而是近轴光线聚焦在焦平面上,形成清晰像,离光轴远的光线则不能聚焦在焦平面上,且距光轴越远的光线会聚点距焦平面越远。因而在焦平面上,通过镜头的近轴光线所结成的影像周围会出现由通过镜头边缘部分的光线所产生的光斑,这使人感到所形成的影像变得模糊不清,画面整体好像蒙上一层纱似的,变成缺少鲜锐度的灰蒙蒙的影像,这种像差叫球面像差(图 7-3-1),是沿轴宽光束产生的。

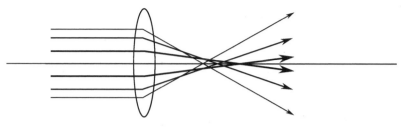

图 7-3-1 球面像差

二、非球面镜片的设计

(一)设计原理简述

非球面镜片的设计目的就是要减少镜片的像差,以球面像差为例,它由光学系统球面引起的,且随入射点的高度变化而变化,理论上只要透镜表面曲率设计合适就可以保证点物发出的离轴宽光束形成点像。但在实际生产中,这样的镜片制作十分困难,不适合普通眼镜镜片的生产。因此考虑用一段非圆曲线(例如椭圆的一部分),围绕其对称轴旋转,得到的一个三维的非球面的曲率作为镜片的基弧,进行镜片光度和表面磨削计算。且非球面的顶点处曲率变化接近于球面。最初的非球面镜片是由二次函数曲线(如椭圆、抛物线、双曲线)沿其对称轴旋转形成的二次曲面,新一代的非球面设计常采用高次函数曲面,所以其面形更加复杂。

表 7-3-1 是对同一顶焦度镜片的三种不同设计下镜片参数的比较。从中可以看出最佳基弧球面设计的镜片虽然周边像差较小,但中心厚度较大;小面基弧球面设计的镜片中心厚度薄,但周边像差较大;非球面设计兼具前两种设计的优点,镜片既轻薄,周边像差又较小。

表 7-3-1 三种不同设计下镜片参数比较(镜片顶焦度为 +4.00D)

设计方案　　　指标	最佳基弧球面设计	小面基弧球面设计	非球面设计
基弧	9.75D	4.25D	4.25D
中心厚度	6.6mm	5.9mm	5.1mm
重量	20.6g	17.7g	5.1g
镜片总高度	13.7mm	6.0mm	5.1mm
离轴 30° 时的屈光度	+3.78DS	+5.18DS/+0.99DC	+3.77DS

(二)非球面镜片的设计目的

1. 光学目的 非球面镜片在距离镜片光心的某一位置开始,镜片表面以合适的速度逐渐改变原有的曲率,从而抵消了周边像差。

2. 镜片基弧变平的目的 非球面镜片的基弧较平,这使得镜片表面的外观更美观,不会显得很突出,同时放大率减小,镜片显得更薄。再者,较平的基弧也使得镜片和镜框的匹配度更好,使镜片不易从镜框中脱出。

3. 镜片减薄的目的 为了使镜片边缘更薄,非球面镜片才用了减薄设计。对于正球镜,向镜片边缘方向减平镜片前表面或者后表面,也可前后表面都进行减平;对于负镜片,使镜片前表面陡峭,镜片后表面向周边减平,或者两面都减平,这样可以让镜片边缘厚度更薄。

 知识拓展

非球面镜片与渐变焦镜片

术语"非球面"即"不是球面的",根据此定义,任何镜片表面不是球面的就是非球面的。为了达到通过同一镜片能看清远、中、近不同距离的物体,渐变焦镜片的表面曲率自上而下是不断改变的,所以,所有的渐变焦镜片都可称为非球面镜片。而非球面渐变焦镜片是指那些在远用区采用减平的基弧,并采用特定的曲率变化方式,以减少周边散光像差的设计。这样的设计除了可以适当地减少周边的散光像差外,还在一定程度上减薄了镜片的厚度。因此并不是所有渐变焦镜片都是非球面渐变焦镜片。

三、非球面镜片的分类

非球面镜片可分为单外非球面镜片、内非球面镜片和双非球面镜片三类。其中单外非球面镜片最为常见,即将非球面做在镜片的前表面,而镜片的后表面为球面或复曲面的镜片。内非球面镜片即将非球面做在镜片的后表面;镜片前后表面都是非球面的镜片称作双非球面镜片。后面两类非球面镜片光学质量更优良且美观,但制作工艺较为复杂。

四、非球面镜片的特点

与普通球面镜片相比非球面镜片具有以下优势:①成像清晰。非球面镜片能够减少光学矫正镜片的像差,所以镜片光学质量更好,镜片周边像差更小,视觉变形少,而经过特有的镀膜处理的非球面镜片更拥有完美的视觉表现,呈现更清晰、舒适的视觉效果。②更轻便。镜片重量较轻。③更美观。镜片表面较平,厚度较薄,外观更精美。

非球面镜片的特点

第四节 镀 膜 镜 片

眼镜片的镀膜,是指在眼镜片的表面用物理和化学的方法,镀上一定厚度的单层或多层光学薄膜,使镜片获得一些新的、原本不具备的优良性能。目前树脂镜片表面的镀膜主要包括耐磨损膜、减反膜和抗污膜。

1. 耐磨损膜

(1) 膜层作用:镜片表面的耐磨损膜也称加硬膜,主要是为了防止镜片在日常使用中,由于灰尘或沙砾的摩擦而对镜片表面造成划痕。

(2) 技术方法:现代的耐磨损膜的技术是经过几代的技术研究形成的。

最初的耐磨损膜技术始于 20 世纪 70 年代。当时认为玻璃镜片比树脂镜片的抗磨损能力强,是由于石英的硬度高所致,因此当时的加硬技术是在真空的条件下在树脂镜片的表面镀上一层非常硬的加硬层:石英。但由于石英和树脂材料的热膨胀系数相差较大,所以膜层很容易脱落,而且当镜片的表层受到砂砾摩擦时,加硬层容易发生脆裂,抗磨损效果并不理想。

随着理论方面的认识和材料工艺的发展,20 世纪 80 年代研究人员发现了膜层材料具有"硬度/形变"的双重性,即有些材料的硬度较高,但变形较小,而有些材料则硬度较低,变形较大。最后研究人员找到了一种有机材料,其硬度比树脂镜片高,且不容易发生脆裂。第二代耐磨损膜技术使用浸泡工艺将膜层材料镀在镜片表面。

第三代镀膜技术是为了解决树脂镜片镀上减反射膜层后的耐磨性问题。树脂镜片片基的硬度和减反膜的硬度有很大差异,热膨胀系数也有很大差别,所以在减反膜和镜片之间需要一层耐磨损膜,它的硬度和热膨胀系数介于两者之间,而且膜层的摩擦系数低且不容易脆裂。这样既能保证各膜层的稳定,又使镜片在受到沙砾摩擦时有一个缓冲作用,不容易出现划痕。

第四代耐磨损膜技术中,为了使镜片耐磨性能进一步提高,在有机溶剂中融入了硅元素。以硅原子替代加硬树脂溶液中的碳原子是新一代耐磨损膜技术的重要改进。如有的镜片生产公司使用的加硬中一半为有机基质,使硬膜充满韧性;另一半由含有硅元素的无机超微粒物组成,以提高有机基质的硬度。

2. 减反射膜

(1) 为什么需要减反射膜:减反膜的作用就是减少镜片表面对入射光线的反射。为什么要减少镜片表面的反射呢,主要有以下几方面的原因:

一是由于各种因素的影响,镜片的透光率不可能达到100%,其中由于镜片前、后两个表面对光线的反射作用是主要因素之一。镜片透光率(不包括材料吸收)$T=(1-P_1)(1-P_2)$,其中 P_1、P_2 分别代表镜片前、后表面的反射率。由此可知镜片的反射率越高,透光率就越低。因此减反膜通过减少镜片表面的反射光可以增加镜片的透光率。

其次,在镜片前表面的反射光,即镜面效应,会使戴镜者的镜片表面产生明显的白色
反光,影响美观(图 7-4-1)。而镜片后表面
的反光会降低视物的对比度,产生眩光。

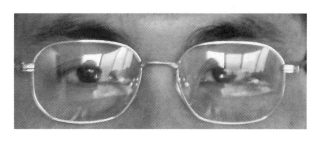

再者,镜片前后表面的不同曲率使镜
片内部产生内反射,内反射的光线会在视
网膜像点附近产生虚像点("鬼影"),影响
视物的清晰度,让配戴者感觉不舒适。

图 7-4-1 镜面反射

(2) 减反射膜的作用原理:减反射膜
是基于光的干涉原理设计的。当两束相干光的光程差满足 $k\lambda$ 时,光波叠加处的振幅加强;
当两束相干光的光程差满足 $\dfrac{1}{2}\lambda$ 的奇数倍时,光波叠加处的振幅相消,减反射膜就是利用
了这个原理(图 7-4-2)。在镜片的表面镀上薄膜,使得来自薄膜前后两个表面产生的反射光
成为相干光,从而相互抵消,达到减反射的效果。

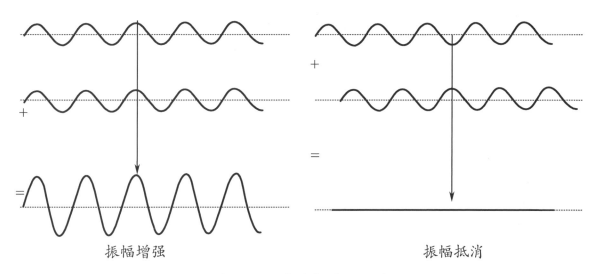

振幅增强　　　　　　　　　　　　　振幅抵消

图 7-4-2 减反射膜原理图

为了使两反射光达到相干并相消,可通过调整减反膜层的厚度,以改变两反射光的光
程差;选择合适折射率的膜层材料,使两反射光满足振幅条件。

振幅条件:膜层材料的折射率必须等于镜片片基材料折射率的平方根。

$$n_1 = \sqrt{n}$$

n_1:膜层的折射率

n:镜片材料折射率

光程条件:膜层厚度应为基准光的 1/4 波长

$$d = \frac{\lambda}{4n_1}$$

143

d:膜层厚度

λ:为设计光波的波长

n_1:膜层折射率

例题 对于 $n=1.523$ 的镜片,想要增加波长为550nm的可见光的透过率,则理论上镜片表面反射膜材料的折射率为多少? 膜层的厚度为多少?

解:已知 $n=1.523$,$\lambda=550$nm

由 $n_1=\sqrt{n}$ 得出 $n_1=1.234$

由 $d=\dfrac{\lambda}{4n_1}$,得出 $d=111.43$nm

所以理论上膜层材料折射率为1.23,厚度为111.43nm。但折射率为1.234的材料找不到,因此现在常用折射率为1.38的 MgF_2 材料。

由于可见光的波长范围在380~760nm,所以仅凭一层减反射膜,并不能达到满意的减反射效果。现在镜片表面有不同的膜层,可选择性地消除相应波段光线的反射,增加可见光透过率以提高像的质量。它还可以选择性地减少紫外线、X射线等有害光线的透过。目前镜片表面的减反射膜可多达9层,镜片的透光率可达到99%,使得成像更加清晰。

(3) 工艺技术:一般采用真空镀膜技术给镜片镀减反射膜。由于减反射膜的工艺要求极高,必须能够精确控制膜层的厚度,保证膜层与镜片,膜层与膜层结合优良,同时膜层表面完全光滑而无疵点,镀膜后对镜片的屈光度没有改变。而真空的蒸发工艺能够保证非常纯的镀膜材料镀于镜片的表面,而且在蒸发过程中,对镀膜材料的化学成分能予以严密的控制,同时对于膜层的厚度也可精确控制。

由于树脂镜片对高温的耐受较差,在100℃时就会发黄并很快分解,所以树脂镜片镀膜要比玻璃镜片困难的多。低于200℃时 MgF_2 就不能附着于镜片的表面,所以它可以用于玻璃镜片镀膜,但不适合于树脂镜片。随着技术发展,90年代开始,在传统真空镀膜技术中利用离子束轰击技术,使得膜层与镜片结合及膜层与膜层的结合更牢固。另外也开发出一些新的膜层材料,如氧化钛、氧化锆等,让镜片拥有良好的减反射效果。

3. 抗污膜

(1) 膜层作用:抗污膜也称顶膜,位于镜片减反射膜的表面,主要是减少镜片表面水和油污的附着,保持镜片清洁。

(2) 设计原理:减反射膜是由一些金属离子蒸发形成,表面颗粒间空隙较大,顶膜分子颗粒较小,分子间空隙小,形成的表面更光洁,使得水和油与镜片的接触面积大大减小,更容易从镜片表面脱离(图7-4-3)。

(3) 工艺技术:为了不影响减反射膜的效果,顶膜必须非常薄,通常以氟化物为主要材料,包括浸泡法和真空镀膜

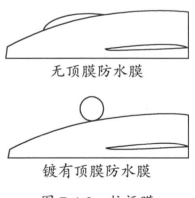

无顶膜防水膜

镀有顶膜防水膜

图 7-4-3 抗污膜

法两种工艺。目前真空镀膜法较为常用。一般在减反射膜层镀完后用蒸发工艺将氟化物镀在减反射膜上面。

第五节 偏 光 镜 片

偏光镜是含有偏光膜,具有偏光功能的眼镜,属于一种特殊的太阳镜,与普通太阳镜相比,它能有效减少眩光,阻挡更多的有害光线,为人眼提供更好的保护。

偏光镜的作用

一、偏光镜的原理

偏光镜其实就是一副透光轴在垂直方向的偏振片。自然光以一定角度进入不同的光学介质时,除了产生反射和折射外,还会产生偏振现象。反射光和折射光都为部分偏振光,且反射光中垂直振动(振动方向和入射光线、法线所在平面垂直)多于水平振动。当正午阳光较强时,路面的反光也会强烈的偏振,且与路面平行,此时戴透光轴在垂直方向的偏光镜,刚好将水平方向的偏振光阻挡掉,有效的减小眩光对视觉的干扰。所以偏光镜的重点在于消除水平方向的眩光干扰,而对垂直方向的光减弱较少。

二、偏光镜的制作工艺

目前的偏光片制作都将偏光涂料喷涂在衬膜上先形成偏光膜,再将偏光膜加厚或附加在光学镜片中形成偏光镜片。具体制作工艺可分为以下5种:

1. 冲压法 将偏光膜的衬层加厚,由原始的百分之几毫米的厚度增加为0.7~1.5mm,使偏光膜变厚,具有一定的刚性,成为偏光片(又称加厚偏光膜片)。根据需要再用模具将其冲压成各种弯型的镜片。

2. 三明治法 为使偏光镜片具有折光作用,要求镜片前后面的弯型具有差异,同时为使偏光镜片获得较好的光学性能,可以将偏光膜夹在一个平光镜片和一个矫正镜片之间,并用胶将其三合一成为光学级的偏光镜片,这种方法称之为三明治法。

3. 铸模法 此方法类似于金属和塑料铸造工艺,只是将偏光膜夹在铸片之中,偏光膜前侧为一胶状平光片,偏光膜内侧为一胶状屈光镜片材料,用模具压成所需屈光镜片,待固化后去模和退火,由此生产出偏光镜片。

4. 注射法 注射法与铸模法的最大区别在于偏光膜的前、后面不是同时生产,即偏光片不是一次成型,而是依托模具将偏光膜与屈光镜片先成型,待初步固化后重新定位,再向镜片偏光膜前侧与模具间的空隙注入镜片材料并与其一同固化形成偏光片。

5. 融合法 该法要求镜片基弯和偏光膜的弯度都制造得非常均匀、准确和吻合,此法的偏光膜是非常薄的膜,这样偏光膜就能很好地被吸附在镜片前表面,再利用特殊的光电和化学的方法处理后,非常薄的偏光膜就牢牢地融合为镜片前表面,然后用液态镜片材料在镜片的前表面附上一个均匀的外衣,形成保护壳,这种保护壳和偏光薄膜总厚度一般可控制在 0.3mm 以内,与镜片融为一体。

三、偏光镜的分类

1. 根据用途可分为:滑雪镜、钓鱼镜、驾驶镜等。

2. 根据镜片是否具有屈光矫正效果可分为:偏光矫正镜和普通偏光镜两类。偏光矫正镜兼具矫正屈光不正的作用和遮阳防止眩光的作用,是屈光不正人群户外运动的理想选择。

四、偏光镜的选择

1. 偏光度　偏光度是指两个具有偏光作用的镜片相交 90° 后对光的吸收率,此数值越大越好。偏光度越大,镜片减少眩光和消除漫反射光的效果越明显。所以通过两片垂直叠加的偏光片看日光灯时,透过的光越少,说明镜片的偏光度越高。

2. 镜片颜色　偏光片的基本颜色是由偏光膜决定的,以灰、茶两色为主。一般茶色能增强对比度,比较适合对光线敏感者;而灰色则能较好地还原事物色彩。通常偏光片都有底色,深色偏光片比浅色偏光片偏光率高,消除眩光效果较好。

第六节　等 像 镜 片

对大家来说"等像镜"这一名称可能有点陌生,简单来说,等像镜就是指一副眼镜既能矫正两眼的屈光不正,又可使两眼视网膜像大小相等或相近的一种特制的眼镜。

等像镜的概念和镜片用途

一、验配等像镜的目的

人眼的双眼视觉可分为三级,即同时视、平面融像和立体视。而两眼视网膜对应点上物像大小相等或接近是感觉融像的条件之一。眼镜放大率是影响视网膜像大小的一个最常见因素。当两眼的屈光力相差较大时,戴框架眼镜进行矫正后,由于眼镜和眼睛组成的光学系统所产生的放大率不同,因而物体在视网膜上的成像大小也不同。

人眼的双眼视觉能耐受小量的双眼不等像,一般认为 1%~2% 的放大率不等不会出现临床症状,如果超过 5% 则会影响立体视阈值。所以等像眼镜的设计,就是通过改变镜片放大率,来改善双眼融像问题。当两眼不等像介于 1%~5% 时,通过视知觉的可塑性补偿双眼仍可融像,因此也称其为代偿性不等像,虽然此时尚可维持双眼单视,但是代偿性影像不等常会导致不同程度的临床症状,因此也是等像透镜的服务对象。

二、等像镜的设计原理

在介绍等像镜的设计原理前,先和大家介绍两个相关知识:

(一) 眼镜倍率

框架眼镜矫正的原理基于眼镜倍率(spectacle magnification,SM),眼镜倍率是指未屈光矫正时的视网膜像大小与屈光矫正后的视网膜像大小的比值。具体公式如下:

$$SM=(形式放大倍率)(屈光力放大倍率)=\frac{1}{\left(1-\frac{t}{n}F_1\right)} \times \frac{1}{(1-hF_{bvp})}$$

t:镜片厚度

n:镜片折射率

F_1:镜片前表面屈光度

h:入瞳到镜片后表面的距离(即镜眼距 +3mm)

F_{bvp}:镜片后顶焦度

由以上公式可以看出,屈光度的大小直接影响着眼睛和眼镜组成的这一光学系统的成像(即视网膜像)大小。

(二) 无焦透镜

无焦透镜是指屈光力等于零,通过改变镜片形状系数,制作出具有不同放大率的镜片。

无焦镜片的放大率等于其形式放大倍率,为:

$$SM=\frac{1}{1-\frac{t}{n}F_1}$$

t:无焦镜片厚度

n:无焦镜片折射率

F_1:无焦镜片前表面屈光度

一般在设计无焦镜片时,对其厚度和放大率都是有具体要求的,所以当镜片材料的折射率已知时,即可通过此公式得出镜片前表面屈光度。

三、等像镜的设计原理

当两眼存在屈光参差时,配戴普通的矫正镜片后由于两镜片的眼镜倍率不同,所以两眼视网膜像的大小也不一样,为了两眼更好地融像,可在视网膜像小的一侧眼前加一具有放大作用的无焦镜片。如果通过计算将此无焦镜片和屈光不正的矫正镜片磨制成一个镜片,且保证此镜片的像放大倍率与另一眼镜片相同或相近,就可以设计出一个等像镜。因此等像镜的设计往往是改变其物理参数,如镜片厚度或前表面曲率,来增大镜片的放大率,同时又保证镜片的屈光度不变。

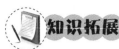

等 效 镜

　　与等像镜不同,等效镜并不是专门设计的一种眼镜。而是在配戴屈光全矫的眼镜后,通过调整一眼的镜眼距大小,达到降低一眼透镜的等效屈光度,以缩小两眼镜片的屈光力放大倍率的差异,从而减少双眼不等像的程度。当双眼差异较大时,可在像较小的一眼前使用等像镜使视网膜像增大,并调整另一侧的镜眼距,使两眼视网膜像大小接近。镜眼距的调整不宜过大,一般不超过 4mm 以免造成眼镜的装配困难。

一、简答题

1. 双光镜有什么优势,又有哪些不足之处?

2. 试述渐变镜软式设计和硬式设计的优缺点。

3. 什么是非球面镜片,它有哪些优势?

4. 镜片表面为什么需要有减反射膜层?

二、计算题

镜片表面用折射率为 1.38 的 MgF_2 材料做减反射膜,当设计的入射光波长为 555nm 时,膜层的厚度应为多少?

(武雪娟)

第八章
屈光不正和老视的矫正

·· 学 习 目 标 ··

1. 掌握屈光不正和老视眼的矫正方式。
2. 熟悉非手术矫正方法和手术矫正方法。
3. 了解手术矫正方法的种类。

第一节　近视的矫正

近视是指在调节放松状态下,平行光线经眼球屈光系统后聚焦在视网膜之前的一种屈光状态。典型的近视表现为视远模糊和视近清晰。随着生活水平的提高,生活方式的改变,目前近视的人数越来越多,近视眼的矫正可以通过非手术矫正方法和手术矫正方法来进行矫正。

近视眼、远视眼矫正的光学原理

一、近视眼矫正的光学原理

1. 光学原理　应用合适的凹透镜或者与凹透镜相似的原理方法,使平行光线发散,使其进入眼屈光系统后聚焦成像在视网膜上(图 8-1-1)。

2. 处方原则　选用使顾客获得满足实际应用的最低度数负镜片,在视力最佳的同时感觉舒适和用眼持久。

二、非手术矫正

非手术矫正包括配戴框架眼镜和配戴角膜接触镜两种方法。

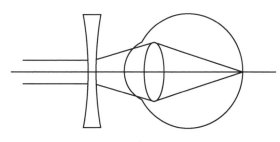

图 8-1-1　近视矫正的光学原理

(一)框架眼镜

框架眼镜是矫正近视最普遍和最简便的方法,主要使用球镜片、柱镜或球柱镜(现多为环曲面)。球镜用于矫正单纯远视或者近视,正球镜用于矫正单纯远视,负球镜用于矫正单纯近视,柱镜或球柱镜用于矫正散光(图8-1-2)。

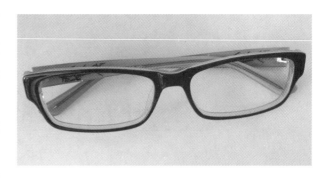

图 8-1-2 框架眼镜

框架眼镜因其安全、简便、经济等优点被广泛使用,框架眼镜镜片材料主要有玻璃和树脂。玻璃镜片耐磨性好、折射率较高,但较重、易碎。树脂镜片的特点是不易破碎、较轻、抗紫外线,但易磨损。目前镀膜工艺的发展逐步克服了树脂镜片的易磨损等问题。镜片设计已有突破性进展,非球面镜片使镜片更薄、更轻,并减少像差、提高像质。

我们先通过验光确定度数,再用适当的镜片使平行光线成像于视网膜上。验配框架眼镜时,通常需将镜片的光学中心对准瞳孔中心,否则将产生棱镜效应,所产生的棱镜效应大小与镜片度数和瞳孔偏离光心的距离成正比,即

$$P=cF \qquad (8\text{-}1\text{-}1)$$

其中 P 为棱镜度,c 为镜片光心偏离瞳孔中心的距离(单位为 cm),F 为镜片屈光度。

对于近视顾客而言,要选用使顾客获得满足实际应用的最低度数负镜片。过度矫正不但引起调节过度紧张而产生视疲劳,而且还容易促使近视程度加重。近视眼镜本身不能治疗近视,但是有助于矫正与提高远视力,维护双眼视功能。

由于框架眼镜镜片与角膜顶点存在一定距离,高度数近视镜片存在放大率问题,看到的物像是缩小的。

(二)角膜接触镜

角膜接触镜矫正原理与框架眼镜基本相同,可用于矫正各类屈光不正(包括近视、远视、散光)和老视。不同之处在于角膜接触镜直接与角膜接触,使得镜片到角膜顶点的距离缩短,减少了框架眼镜所致的像放大率的问题等。角膜接触镜和镜片下泪液、角膜及眼部其他屈光间质一起形成新的光学结构,使光学恰好聚焦在视网膜上,从而带来清晰的视力(图8-1-3)。

角膜接触镜的优点是视力清晰、视野

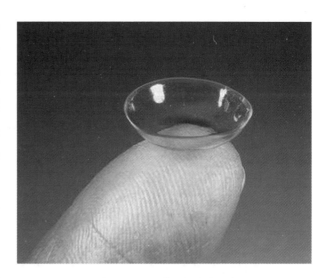

图 8-1-3 角膜接触镜

宽阔、自然面容、安全方便,并在特殊眼病时可起到一定治疗作用。但由于镜片与角膜、结膜、泪膜等直接接触,容易影响眼表正常生理。角膜接触镜与框架眼镜相比,具有更大的视野,并保证眼睛的视轴随眼球运动与角膜接触镜光学中心一致,避免了戴框架眼镜其周边视野小、视物变形等光学缺陷,并有自然外观面貌。

角膜接触镜可根据材料分为软性角膜接触镜和硬性透氧性角膜接触镜。

1. 软性角膜接触镜 以下简称"软镜",由含水的高分子化合物制成,目前市场上主要的材质为水凝胶或硅水凝胶,镜片透氧性与材料的含水量和镜片厚度有关。镜片直径一般为 13.5~14.5mm,后表面的曲率半径为 8.4~8.8mm。

软镜的特点是验配较简单,配戴舒适。镜片更换方式有传统型(更换周期较长)、定期更换型和抛弃型。软镜易产生蛋白等镜片沉淀物,配戴不当常常引巨乳头性结膜炎、角膜炎等并发症。目前认为软镜更换周期不宜过长。

软镜适合不同类型的屈光不正顾客,有泪膜和角膜等眼表疾病顾客更要慎重选择。除了矫正屈光不正外,一些特殊设计的软镜可以用于美容和医疗,如彩色角膜接触镜、人工瞳孔角膜接触镜、绷带镜、药物缓释镜等。

2. 硬性透氧性角膜接触镜 以下简称"硬镜",又称 RGP 镜片。目前所用的硬镜一般是指硬性透氧性角膜接触镜,由质地较硬的疏水材料制成,其透氧性较高。普通设计的硬镜一般直径较小,为 9.2~9.6mm,后表面曲率和角膜前表面相匹配。硬镜的特点是透氧性强、抗蛋白沉淀、护理方便、光学成像质量佳,但验配较复杂,配戴者需要一定的适应期。

特殊 RGP 中的角膜塑形镜(又称 OK 镜)使用特殊设计的高透氧硬镜,通过机械压迫、镜片移动的按摩作用及泪液的液压作用压平角膜中央形状,达到暂时降低近视度数的作用(图 8-1-4)。在近视矫治和近视发展延缓方面也有很好的临床效果。

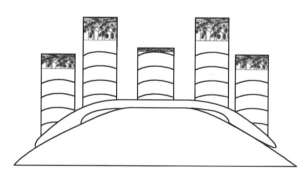

图 8-1-4 角膜塑形镜矫正近视的塑形原理

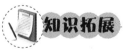

知识拓展

角膜接触镜与框架眼镜的优缺点比较

	角膜接触镜	框架眼镜
视野	不受限制无遮拦	狭小
视网膜成像的大小	几乎无变化	随屈光度增大,物像被扩大或缩小

续表

	角膜接触镜	框架眼镜
外观	自然	会有影响
视物的稳定性	随眼球运动,视物稳定	在快速运动中无法保持稳定的视力
适合运动	更适合(软镜)	安全隐患、不便
受天气的影响	不受天气影响	冬天起雾、下雨天雨水遮挡视线
舒适	柔软舒适(软镜)	压迫鼻梁、摩擦耳部
不规则散光	可矫正(硬镜)	不可矫正

三、手术矫正

屈光手术是以手术的方式改变眼的屈光状态,根据手术部位分为角膜屈光手术、眼内屈光手术和巩膜屈光手术。

人眼最主要的屈光成分是角膜和晶状体,角膜的屈光力约为 +43.00D,晶状体约为 +19.00D,所以手术部位主要为角膜和晶状体。术时需注意手术的安全性和有效性,必须要具备精良的器械,拥有过接受系统培训的专科医生,患者需通过严格的术前筛查,并进行充分的术前沟通,让患者在术前充分了解手术的风险及并发症等。

(一) 角膜屈光手术

角膜屈光手术是通过手术的方法改变角膜前表面的形态,以矫正屈光不正。其基本方法是通过去除部分角膜组织或在角膜上做不同形状的切口松解组织纤维的张力,以使角膜前表面变平或变陡。角膜屈光手术按照手术方法的不同可分为:

1. 激光角膜屈光手术　主要有准分子激光屈光性角膜切削术(PRK)、准分子激光上皮瓣下角膜磨镶术(LASEK)、机械法准分子激光角膜上皮瓣下磨镶术(Epi-LASIK)、准分子激光原位角膜磨镶术(LASIK)。

(1) 准分子激光屈光性角膜切削技术(PRK):它是应用准分子激光切削角膜中央前表面,即先去除上皮层后,再激光切削前弹力层和浅层基质,使角膜前表面弯曲度减少,曲率半径增加,屈光力减低,焦点向后移至视网膜上,达到矫正近视的目的(图 8-1-5)。

准分子激光屈光性角膜切削术矫正中低度近视安全有效,是最早用于临床的方法。因术后疼痛且需长期用药、近视易回退等原因,PRK 已逐渐被 LASIK、LASEK 和 Epi-LASIK 替代。

(2) 准分子激光上皮瓣下角膜磨镶术(LASEK):它用药物或者低浓度酒精浸泡角膜手术区,采用自动微型角膜板层系统在角膜表面制作出一带蒂的板层角膜瓣,翻转角膜瓣后应用准分子激光进行角膜基质切削,然后将角膜瓣复位。LASEK 避免了 LASIK 制作角膜瓣可能引起的并发症,缩短了 PRK 术后角膜上皮愈合时间,减轻术后疼痛的反应,减少角膜上皮下雾状混浊的发生。但操作时间相对较长,如术中发生上皮瓣破损或高度水肿则相当于仍是 PRK,而且术后视力恢复及屈光力稳定速度慢。

(3) 准分子激光原位角膜磨镶术(LASIK)(图 8-1-6):LASIK 是先在角膜上用特制的显微角膜板层刀作一个带蒂的角膜瓣,掀开后在角膜瓣下的基质层切削,保持了角膜上皮及前弹力层的完整,可避免 PRK 的大多数并发症。可用于中、高度近视,拓宽了近视度数的矫治范围,术中术后无疼痛,视力恢复快。LASIK 存在角膜瓣相关并发症,如角膜瓣皱褶、移位、角膜瓣下上皮植入等。

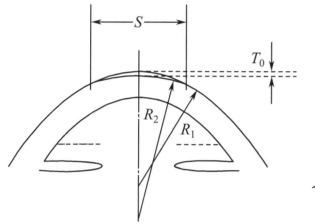

图 8-1-5　PRK 矫正近视的原理

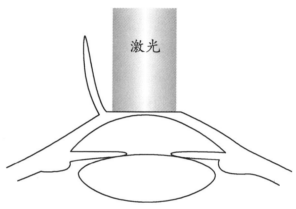

图 8-1-6　准分子激光原位角膜磨镶术示意图

(4) 机械法准分子激光角膜上皮瓣下磨镶术(Epi-LASIK):它是在 LASEK 基础上发展起来的手术方式,术后的视觉质量得到提高。

Epi-LASIK 利用旋自动机械上皮刀在角膜上皮层做"活性上皮瓣"的技术,制作的角膜上皮瓣厚度 50~60μm,完全由计算机和全自动机械控制,与 LASEK 手术比,制作的角膜上皮瓣更加精密,上皮瓣特别平整,而且完全不需要使用乙醇,完成激光切削后将角膜复位。顾客术后一周左右需要配戴角膜接触镜,以防止超薄的上皮瓣移位。Epi-LASIK 发生角膜混浊的机会比 PRK 少;近视回退发生率降低,术后刺激症状很小,术后疼痛较准分子激光原位磨镶术稍强,但是比 LASEK 要轻,可以提供更大的矫治范围,且安全性更高,因而具有更大的临床价值。

2. 非激光角膜屈光手术　非激光角膜屈光手术包括放射状角膜切开术(RK)、角膜基质环植入术(ICRS)。

(1) 放射状角膜切开术:它是一种在角膜光学区外的旁周边部做若干条非穿透性放射状松解切口,在眼内压的作用下使角膜中央前表面相对变平,屈光力降低,达到矫正近视的方法(图 8-1-7)。

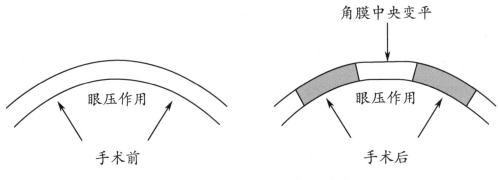

图 8-1-7 放射状角膜切开术的手术原理

（2）角膜基质环植入术：它是一种非激光矫正中低度近视的新方法。在角膜周边实质层 2/3 深度植入一对 PMMA 半环（或一个圆环）后重塑角膜前表面使之光学区变平。角膜基质环可以永久地保留在角膜实质内，也可以取出和更换。

（二）眼内屈光手术

眼内屈光手术是在晶状体和前、后房内实施手术，以改变眼的屈光状态。根据手术时是否保留晶状体分为两类：屈光性晶状体置换术（RLE）和有晶状体眼人工晶状体植入术。

1. 屈光性晶状体置换术 它是以矫正屈光不正为目的，摘除透明或混浊的晶状体，植入人工晶状体的一种手术方式（图 8-1-8）。该方法要求手术对象为成年人，年龄偏大者为宜（一般在 40 岁以上）。多适用于不适合角膜屈光手术的高度近视患者，或角膜屈光手术难以解决的高度近视或远视患者。

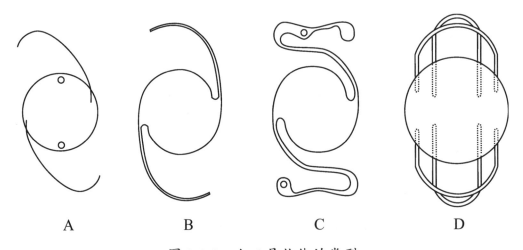

A   B   C   D

图 8-1-8 人工晶状体的类型

A. 三件式后房型人工晶状体；B. 一体式后房型人工晶状体；C. 前房型人工晶状体；D. 虹膜夹持型人工晶状体

2. 有晶状体眼人工晶状体植入术

有晶状体眼人工晶状体植入术分为前房型和后房型两大类。

（1）前房型人工晶状体植入术：根据固定方式的不同可分为房角固定型和虹膜夹型。

前者和无晶状体眼前房型人工晶状体植入术相仿,弹性开放襻设计,后者为夹型设计,将虹膜组织嵌顿于夹内而起到固定人工晶状体的作用(图 8-1-9、图 8-1-10)。

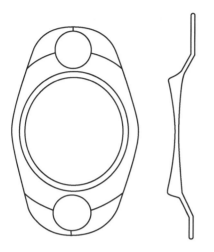 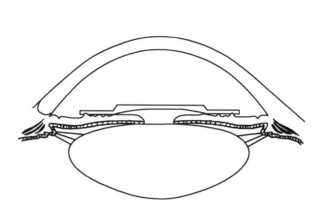

图 8-1-9 有晶状体眼前房型人工晶体—虹膜夹型

图 8-1-10 有晶状体眼前房型—虹膜夹型人工晶状体在眼内

(2)后房型人工晶状体植入术:人工晶状体采用软性材料,适合于小切口折叠式植入,单片式后拱形设计以适应自身晶状体的前表面形态,保持植入人工晶状体与自身晶状体之间有一定的间隙(图 8-1-11、图 8-1-12)。

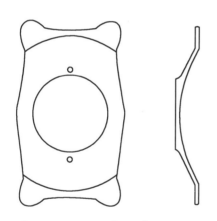 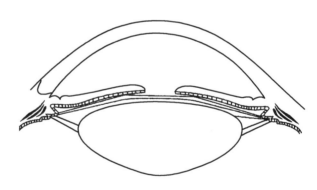

图 8-1-11 后房型有晶状体眼人工晶状体

图 8-1-12 有晶状体眼后房型人工晶状体在眼内

(三)巩膜屈光手术

后巩膜加固术适用于病理性近视。该手术是利用生物或非生物材料对后极部巩膜薄弱区进行加固,阻止眼球轴性增长,同时可使用后极部巩膜组织加厚,改善局部血供,从而阻止病理性近视及相关眼底疾病的进展。

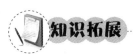

三种屈光矫正方式的优缺点

	框架眼镜	接触镜	准分子激光手术
有创性	否	否	是
可逆性	是	是	否
矫正范围	宽	略窄	更加受限
视野	受限	不受限	不受限
物像大小的变化	明显	不明显	不明显
需生理上的适应	是	是	是
风险	低	低	高

第二节 远视的矫正

远视是指在调节放松状态下,平行光线经眼球屈光系统后聚焦在视网膜之后的一种屈光状态。远视患者视力情况及临床其他表现多种多样、因人而异、因远视程度而异、因年龄而变化等。远视眼的矫正可以通过非手术方法和手术方法来进行矫正。

一、远视眼矫正的光学原理

应用合适的凸透镜或者与凸透镜相似的原理方法,使平行光线会聚,使其进入眼屈光系统后聚焦成像在视网膜上(图 8-2-1)。

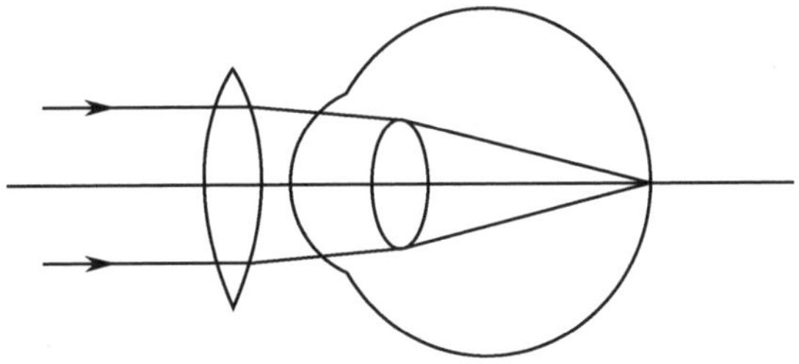

二、远视眼的矫正

图 8-2-1 远视眼矫正的光学原理

(一) 处方原则

远视眼矫正的处方原则是,选用使顾客获得满足实际应用的最高度数正镜片,在有最佳视力的同时,感觉舒适和用眼持久。

远视,特别是中高度远视,容易诱发弱视或斜视,因此早期发现远视并及时做出最佳的矫正方案比任何屈光矫正的需求都重要。由于远视者可以动用自身的调节进行部分抵偿,使得远视的矫正更加复杂,必须具体问题具体分析。

给远视顾客处方的一般经验是:用处方来缓解顾客的主诉,即如果顾客无症状且未表现出调节集合的异常,则不需要给予顾客戴镜,只需进行随访观察;如果顾客一旦有症状,就需要给予一点度数的眼镜。对于特定的人群要给予特定的处方原则:小儿的眼轴较短大多伴有轴性远视(+2.00~+3.00D)。但这部分是属于生理性的远视,可以随着眼球的发育的过程逐渐减少,一般在7岁左右达到正视,所以对于7岁以前的小儿可先不行矫正,但是如果是由于眼球的发育不良而引起的高度远视或者弱视、内斜视,应尽可能早期发现,尽早进行矫正。

以下是各年龄段的远视顾客的一般矫正原则:

(1)刚出生到6岁:除非患儿表现出视力和双眼视功能的异常,显性远视即使达到2.00D左右,也可不矫正。

(2)6~20岁:如果症状确实,可给予正镜片矫正,但一般主张保守。如果给予全矫,会由于习惯性的调节而出现视物模糊。由于年轻,调节相对较强,正镜度数应做较大减量,近距离则需全矫。

(3)20~40岁:屈光状态已经比较稳定。随年龄增长调节幅度逐渐下降,隐性远视逐渐转换为显性远视。如果出现症状,远距离可给予正镜片矫正,度数可做适度减量,近距离则需全矫。

(4)40岁后:顾客逐渐开始老视,随着显性远视的增加,看近、看远都需要正镜片矫正。远距离可做少许减量,近距离应予以全矫。此年龄段可采用双光镜矫正或渐进多焦镜进行矫正。

此外,如顾客伴有内斜视,应尽可能全矫,有可能需要近附加。如顾客伴有外斜视,应给予部分矫正,以减少继发外斜的因素。

(二)非手术矫正

非手术矫正包括配戴框架眼镜和配戴角膜接触镜两种方法。

框架眼镜是最常用的矫正方式,远视大多发生在年幼时,原则上应该早发现、早矫正,防止远视诱发的弱视或内斜视。对于年少的儿童,框架眼镜是最安全的选择,也是最简单的选择。

角膜接触镜是一种成熟的选择方式,但是选择的人相对不如近视者广泛,原因如下:①远视顾客比近视顾客的人群少,特别是亚洲人种;②部分轻中度远视者在年轻时调节力较强,大多无需矫正,待中老年调节力不能代偿而出现症状需要矫正时,他们已多不追求角膜接触镜所带来的美观,有的同时对于角膜接触镜的依从性较差。

(三)手术矫正

随着近年来科学技术的发展,屈光手术仪器不断更新,手术技术也越来越成熟,对于符合适应证并要求手术的顾客,可以考虑。

目前常见的手术方式有:表面角膜镜片术、准分子激光角膜切削术(PRK)(图8-2-2)、准分子激光角膜原位磨镶术(LASIK)等,其中PRK远视矫正的范围有限,术后可并发角膜上皮下雾状混浊和屈光回退,LASIK可矫治远视范围大、手术预测性好且术后视力恢复快,不会发生角膜上皮下雾状混浊,但会带来一系列角膜瓣的问题:角膜层间上皮植入、角膜瓣游离、皱褶等(图8-2-2)。

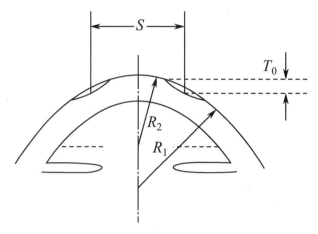

图 8-2-2　PRK 矫正远视的原理

第三节　散光的矫正

散光是指在调节放松状态下,平行光线经眼球屈光系统后在视网膜上的像不是一个焦点,而是形成在空间不同位置的两条焦线的一种屈光状态。

散光分为规则散光和不规则散光,其中最大屈光力和最小屈光力主子午线相互垂直者为规则散光,不相互垂直者为不规则散光。下面分别论述两种散光的处理。

一、规则性散光的处理

(一)框架眼镜矫正

1. 低度散光　低度数的未矫正散光(低于 0.75DC)对视力的影响程度较小,但有可能会产生视远和视近时的疲劳。对于低度数散光顾客而言,所成的最小弥散圆较小,顾客通过调节将最小弥散圆成像于视网膜上,从而改善视力,持续的调节易产生视疲劳。根据顾客具体情况要求给予矫正。

2. 较高度散光　较高度散光(大于 0.75DC)对视力影响程度较大,不但会引起继发近距离的视疲劳,还会引起远近视力的下降。中高度数散光还应排除圆锥角膜的可能。

3. 顺规散光　一般来说,由于生理性的眼睑的压力造成的顺规散光较多,眼睑本身起到一个裂隙的作用,所以低度数的顺规散光不会造成视力的影响,可不予以矫正,若造成视力下降,则需要进行矫正。

4. 逆规散光　解剖因素所产生的逆规散光量较顺规散光小,但对视力的影响程度更大。即使较小量的逆规散光,也会造成视力的下降,一般建议对其进行矫正。

5. 斜轴散光　斜轴散光是比较少见的散光类型,根据顾客症状和适应情况而定。

(二)角膜接触镜

若顾客符合角膜接触镜配戴的适应证或要求配适,角膜接触镜可适合各种散光度数和类型的人配戴。尤其是对不规则散光可以取得良好的矫正效果。

1. 低度散光　低度散光可以选择球镜或散光镜,直接选择球镜,使用等效球镜原则确定处方。等效球镜度公式如式(8-3-1):

$$S=S_0+1/2C \tag{8-3-1}$$

其中,S 为等效球镜度,S_0 为原球镜度,C 为原散光度。

2. 高度散光　两子午线的视网膜像的大小差异很大,因此所看到的物体会产生变形,而角膜接触镜会使这种差异变小,因此比较合适,特别适合于不规则散光和角膜散光,硬性角膜接触镜(RGP)能较好地矫正角膜散光。

（三）手术治疗

PRK、LASIK 等手术也可以用于矫正散光,但是要对其散光量、处方中的球性成分和柱镜成分的比率有一定的限制或要求。

二、不规则性散光的处理

不规则性散光的测量和矫正目前比较困难,框架眼镜很难达到比较良好的视觉效果,在可能的情况下选择角膜接触镜或手术的方法。一般情况下,以角膜接触镜为首选。

（一）角膜接触镜

可采用硬性透气性角膜接触镜(RGP)进行矫正,其原理是:RGP 可在镜片和眼球表面之间产生泪液透镜(图 8-3-1),弥补角膜的不规则形态,从而达到矫正的目的。

（二）手术治疗

对于严重影响视力且角膜接触镜无法矫正的不规则散光,并符合屈光手术适应证的顾客,也可以采取屈光手术进行治疗。

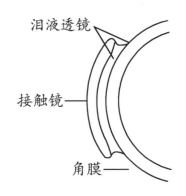

图 8-3-1　角膜接触镜与角膜的综合屈光

第四节　屈光参差的矫正

高度屈光参差时,容易引起屈光度较高眼的弱视,因此主张早期发现,早期矫正。但由于左右眼的度数相差甚大,使用框架眼镜进行矫正容易产生不等像,如果出现不能适应或视疲劳者,可以尝试用角膜接触镜进行矫正。

对于屈光参差的顾客而言,戴镜能适应者应予矫正,对充分矫正的眼镜不能完全适应者,可适当减少较高度数眼镜片的数值。

由于屈光参差涉及弱视等一些问题,我们将屈光参差的处理分为儿童顾客和成人顾客来讨论。

一、儿童顾客

对于儿童而言,屈光参差应予以全矫,以保证清晰像成于视网膜上,尽可能地刺激其双眼视功能,防止弱视或视觉抑制的发生。屈光参差和任何程度弱视的矫正应尽早处理,因为随着年龄的发展,其双眼视功能的矫正通常会越来越困难。

1. 框架眼镜 对于儿童来说,通常采用聚碳酸酯镜片的框架眼镜全天配戴。

2. 角膜接触镜 角膜接触镜适合于高度屈光参差的患儿。高度的屈光参差,如一侧的无晶状体眼患儿,戴框架眼镜会有以下弊端:①度数高,镜片厚、重;②因不等像,无法融像,产生复视;③侧方的棱镜作用而影响周边视野;④因为眼镜框架原因而产生"像跳"现象。多种原因使很多人不能配戴眼镜,而接触镜可消除镜片和角膜的距离,使像放大率减小,双眼物像差变小,因此矫正效果较好。但角膜接触镜的配戴需要一定的技术和良好的卫生习惯,儿童对角膜接触镜的依从性较差。如果患儿实在无法适应配戴角膜接触镜,只能给予框架镜配戴。

3. 人工晶状体植入术 几年来人工晶状体植入术手术技术发展很快,非常适用于单眼无晶状体眼的矫正。人工晶状体植入术更符合生理特点,光学成像质量高,不影响视野,但年龄对人工晶状体植入术是一个限制,因为2岁以下儿童的眼球发育尚不健全,给人工晶状体植入术度数的计算带来困难。

二、成人顾客

1. 一般应鼓励矫正 有时由于他们没有过和正常视觉比较的经历,他们可能会认为自己没有任何不适,但事实上很多顾客通常会对矫正和治疗后的视力感到欣喜。这就需要我们耐心地作好解释工作,告知他们矫正后视力及双眼视功能恢复或好转的可能性。

2. 欠矫或全矫 对成人而言,尤其是出现视疲劳或眼外肌不平衡而导致的斜视时,应该鼓励全矫,屈光参差的矫正通常可以在几个星期内减轻视疲劳,斜视也会好转。若不能耐受全矫,则需要降低矫正量以利适应。

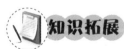知识拓展

屈光手术的一般适应证:

1. 顾客本人有手术的意愿。

2. 年龄满18周岁以上。

3. 近两年屈光力稳定,发展速度每年不大于0.50D。

4. 双眼屈光力不等,即屈光参差。

5. 眼部无活动性眼病者。

6. 眼部参数符合手术要求。

7. 全身无手术禁忌的疾病者。

8. 顾客了解手术的目的和局限性。

第五节　老视的矫正

一、非手术矫正

(一) 框架眼镜

配戴框架式凸透镜以补偿调节力的不足,是最经典有效的治疗老视的传统方法,其近用附加根据镜片的构造,又可以分为单光镜、双光镜、渐变焦眼镜三种基本类型。

1. 单光镜　即单纯的正球面或者合并散光的透镜。单光老视镜的优点是价格便宜,还有镜片制造技术含量,对验配的要求低等特点,但是使用方便性欠佳,故适宜于远视屈光度正常,同时视远,视近切换频率低的老视者使用。

2. 双光镜　双光镜将两种不同屈光度磨合在同一镜片上,使其具有视远区、视近区两个不同区域的镜片,详见第七章。由于镜片的两个区域存在陡然不同的屈光力,所以双光镜片不可避免存在不同屈光力区域之间的“像跳”问题。同时看起来面容不够自然,美观。

3. 渐变焦眼镜　渐变多焦点镜片是现代眼镜片高科技产品,在同一片镜片上实现屈光力自远而近的连续变化,渐变多焦点镜片在所有距离均有清晰的视觉,并且外形美观,无像跳现象。但是镜片周边存在像差区域,需要适应过程,中、近距离的视野比较小。目前渐变焦眼镜是发达国家老视者首选矫正方式。

(二) 角膜接触镜

用于矫正老视的角膜接触镜可以分为两大类:同时视型和单眼视型。

1. 同时视型　包括双焦区域、同心双焦、环区双焦和渐变多焦等类型。该型要求中心定位良好,移动度小于0.5mm。同时视多焦点角膜接触镜的优点有:近距离和中、远距离物体能通过角膜接触镜同时在视网膜上成像,配戴者的视觉系统将感知其中更加清晰的像。其最大的优点是向任何方向注视时均可看清目标,且镜片透氧性好,生产加工较容易,成本相对较低。

2. 单眼视型　该方法将一眼矫正为看远为主,另一眼矫正为看近为主,利用视皮质来抑制一模糊像而采用另一个清晰像。单眼视型角膜接触镜验配时需要确认优势眼,一般将优势眼作为以远视为主,另一眼为视近眼。

单眼视法矫正老视除了遵循老视矫正的一般原则外,一般认为还要尽量减少双眼屈光度差异,如原有远视充分矫正,原有近视视远光度要尽量浅。与远视相比,顾客较难耐受视近模糊,因此要尽量保证顾客的视近清晰。

尽管单眼视型角膜接触镜对立体视、对比敏感度等视功能有一定影响,但与目前大多数双焦与多焦的角膜接触镜相比,它具备配适简便,易适应,且较为经济。

单眼视验配时,需要注意以下问题:

(1) 由于老年人角膜敏感性降低,更应注意角膜健康和安全。

(2) 对双眼视觉要求特殊者、大瞳孔者等不适合。

(3) 中高度散光者不适合。

二、手术矫正

目前通过激光角膜手术、晶状体手术、巩膜扩张术(SRP)等方法,可以矫正老视状态。

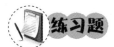 练习题

一、单选题

1. 近视眼需要用( )进行矫正。

　　A. 凹透镜　　　　　　B. 凸透镜　　　　　　C. 三棱镜　　　　　　D. 柱镜

2. 远视眼需要用( )进行矫正。

　　A. 凹透镜　　　　　　B. 凸透镜　　　　　　C. 三棱镜　　　　　　D. 柱镜

3. 不属于框架眼镜的优点的是

　　A. 安全　　　　　　　B. 经济　　　　　　　C. 有像差　　　　　　D. 便捷

二、简答题

请简述近视眼矫正的光学原理。

(罗元元)

参考文献

［1］朱世忠 . 眼镜光学技术 . 北京 : 人民卫生出版社 , 2012

［2］姚进 . 眼视光应用光学 . 北京 : 人民卫生出版社 , 2011

［3］楼渝英 . 物理 . 2 版 . 北京 : 人民卫生出版社 , 2010

［4］宋慧琴 . 眼应用光学基础 . 北京 : 高等教育出版社 , 2005

［5］宋慧琴 . 眼镜验光员 (基础知识). 北京 : 中国劳动社会保障出版社 , 2009

［6］吴燮灿 . 实用眼镜光学 . 北京 : 北京科学技术出版社 , 2007

［7］方严 , 石一宁 . 病理性近视眼眼底改变 . 北京 : 科学技术文献出版社 , 2013

［8］郭金兰 . 五官科护理 . 北京 : 科学出版社 , 2012

［9］贾松 , 崔云 . 眼科学基础 . 北京 : 人民卫生出版社 , 2012

［10］谢培英 . 接触镜验配技术 . 北京 : 人民卫生出版社 , 2012

［11］高富军 , 尹华玲 . 验光技术 . 北京 : 人民卫生出版社 , 2012

［12］王勤美 . 屈光手术学 . 北京 : 人民卫生出版社 , 2004

［13］刘祖国 . 眼科学基础 . 2 版 . 北京 : 人民卫生出版社 , 2004

［14］王光霁 . 视光学基础 . 北京 : 高等教育出版社 , 2005

［15］瞿佳 . 眼镜学 . 北京 : 人民卫生出版社 , 2004

［16］王玲 . 眼镜材料加工基础与应用 . 南京 : 南京大学出版社 , 2012

［17］左天香 , 齐备 . 等效透镜、无焦透镜及等像眼镜 (续). 中国眼镜科技杂志 , 2003, 05 : 34

［18］左天香 , 齐备 . 等效透镜、无焦透镜及等像眼镜 . 中国眼镜科技杂志 , 2003, 04 : 71-72

［19］李凤鸣 . 中华眼科学 . 3 版 . 北京 : 人民卫生出版社 , 2014

［20］赵堪兴 , 杨培增 . 眼科学 . 7 版 . 北京 : 人民卫生出版社 , 2010

［21］瞿佳 . 视光学理论和方法 . 北京 : 人民卫生出版社 , 2004

练习题参考答案

第一章

一、单选题

1. A 2. A 3. A 4. B 5. C 6. A 7. B 8. C 9. D

二、简答题

略。

第二章

一、单选题

1. A 2. A 3. A 4. A 5. C 6. A

二、简答题

略。

第三章

一、单选题

1. C 2. D 3. D 4. B 5. C 6. D 7. B 8. B 9. D 10. D

二、简答题

略。

第四章

一、单选题

1. B 2. A 3. A 4. D 5. B 6. B 7. D 8. D 9. B 10. D

二、简答题

略。

第五章

一、单选题

1. A 2. D 3. B 4. C 5. B 6. B 7. D 8. B 9. D

二、简答题

略。

第六章

一、单选题

1. C 2. A 3. A 4. C 5. C

二、简答题

略。

第七章 ●●

一、简答题

略。

二、计算题

100. 54nm

第八章 ●●

一、单选题

1. A   2. B   3. C

二、简答题

略。